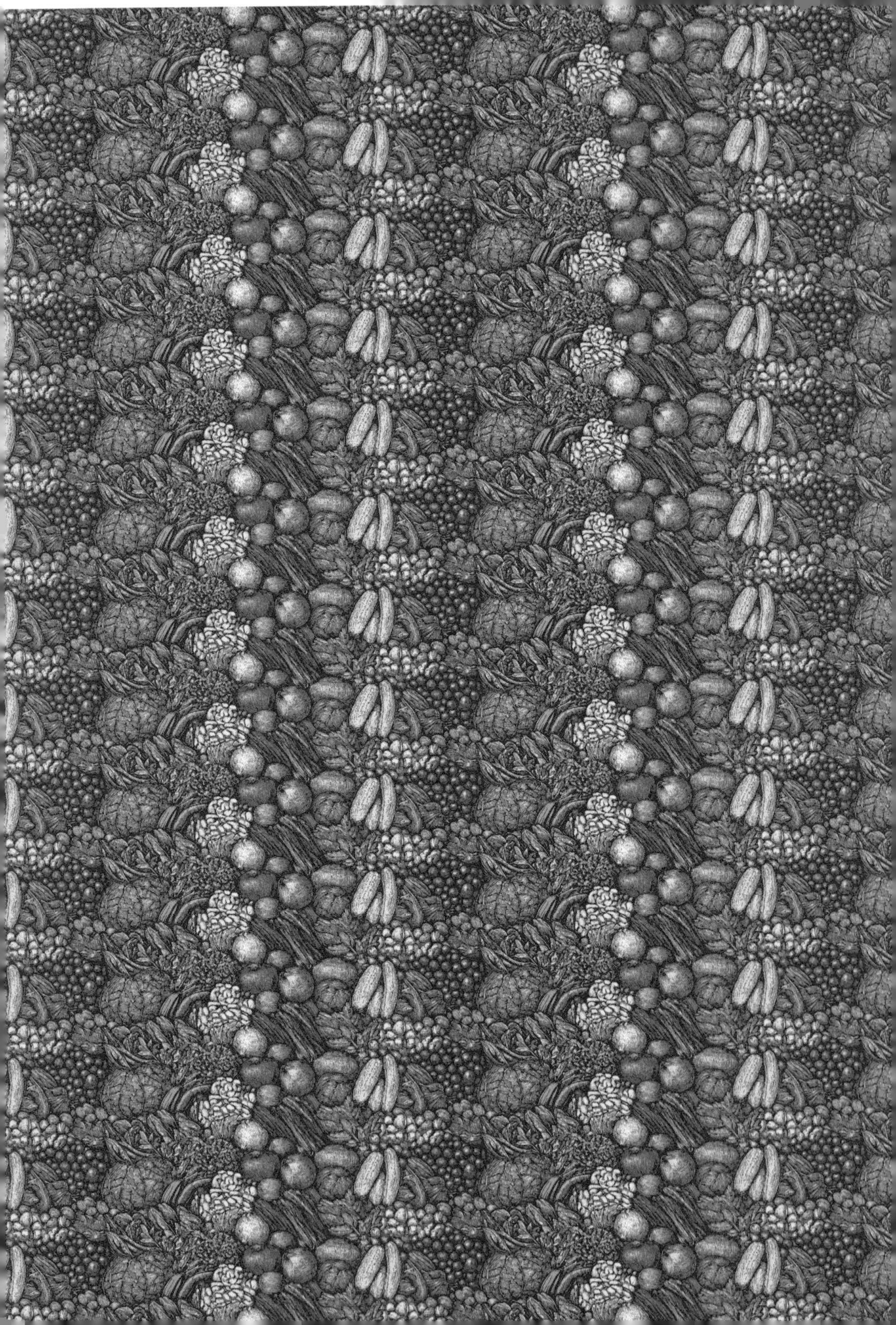

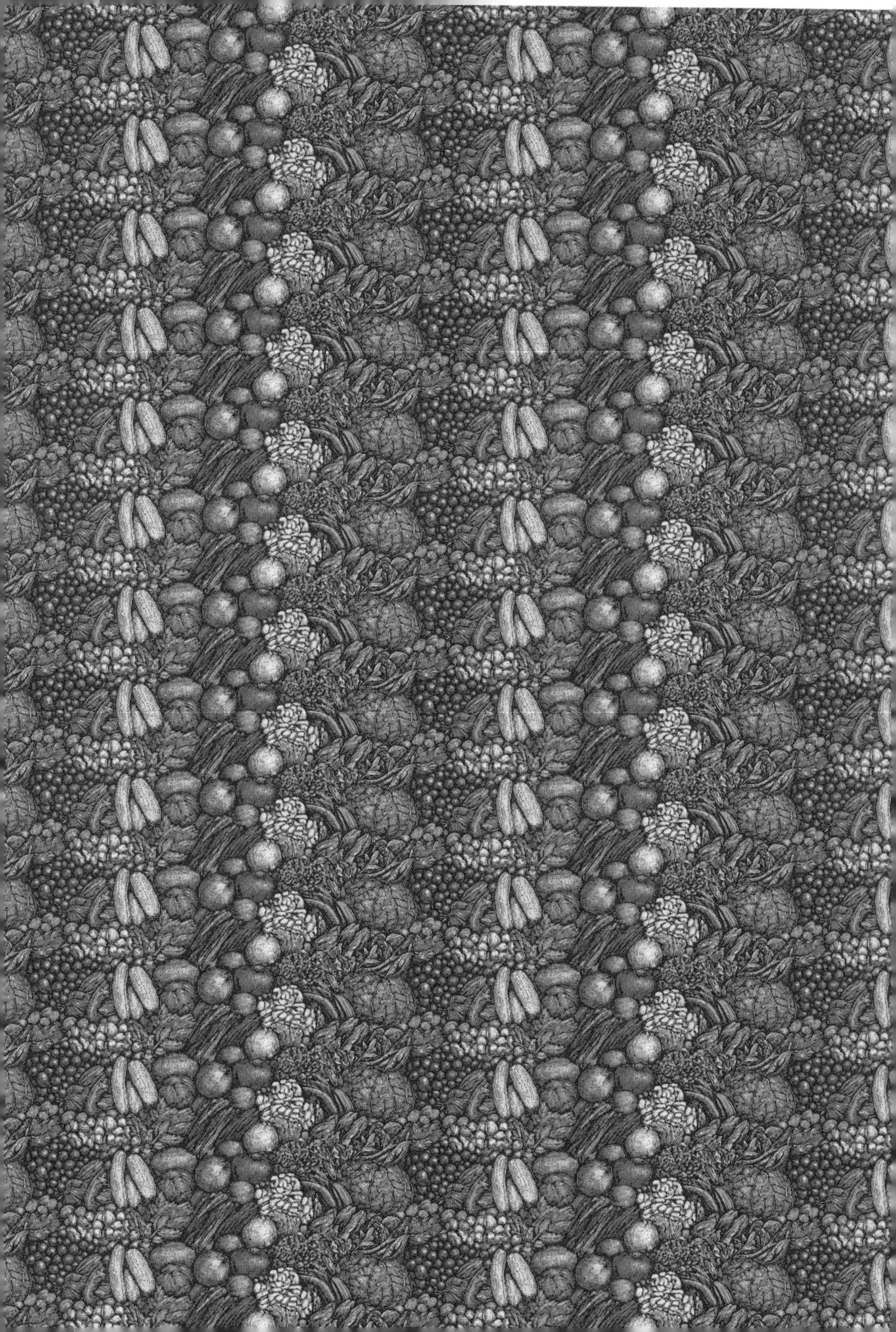

Colofon

Saage Media GmbH
c/o SpinLab – The HHL Accelerator
Spinnereistraße 7
04179 Leipzig, Germany
E-Mail: contact@SaageMedia.com
Web: www.SaageMedia.com
Commercial Register: Local Court Leipzig, HRB 42755 (Handelsregister: Amtsgericht Leipzig, HRB 42755)
Managing Director: Rico Saage (Geschäftsführer)
VAT ID Number: DE369527893 (USt-IdNr.)

Uitgever: Saage Media GmbH
Publicatie: 02.2025
Omslagontwerp: Saage Media GmbH
ISBN Paperback (nl): 978-3-384-53352-4
ISBN Ebook (nl): 978-3-384-53353-1

Juridisch / Kennisgevingen

De externe links en bronverwijzingen in dit boek zijn gecontroleerd op het moment van publicatie. De auteur heeft geen invloed op de huidige en toekomstige vormgeving en inhoud van de gelinkte pagina's. De aanbieder van de gelinkte website is als enige aansprakelijk voor illegale, onjuiste of onvolledige inhoud en voor schade die ontstaat door het gebruik of niet-gebruik van de informatie, niet degene die via links naar de betreffende publicatie verwijst. Alle gebruikte externe bronnen zijn vermeld in de bibliografie. Ondanks zorgvuldige inhoudelijke controle aanvaarden wij geen aansprakelijkheid voor de inhoud van externe bronnen. De exploitanten van de geciteerde bronnen zijn als enige verantwoordelijk voor hun inhoud. Afbeeldingen en bronnen van derden zijn als zodanig gemarkeerd. Reproductie, verwerking, verspreiding en elk type gebruik buiten de grenzen van het auteursrecht vereisen de schriftelijke toestemming van de respectieve auteur of maker.
Dit boek is vertaald uit het Duits. Afwijkingen van het origineel of vertaalfouten kunnen niet volledig worden uitgesloten. Alle in het boek genoemde bronnen zijn beschikbaar in het Engels. Wij aanvaarden geen aansprakelijkheid voor eventuele inhoudelijke onnauwkeurigheden of misverstanden die door de vertaling zijn ontstaan.
De gegevens in de diagrammen die niet expliciet zijn gemarkeerd met een bron zijn niet gebaseerd op studies maar zijn vrijblijvende aannames voor een betere visualisatie.
Dit boek is gemaakt met behulp van Kunstmatige Intelligentie (AI) en andere tools. Onder andere zijn er tools gebruikt voor onderzoek, schrijven/bewerken en het genereren van decoratieve illustraties. Ondanks controle kunnen fouten niet volledig worden uitgesloten. We willen benadrukken dat het gebruik van AI dient als ondersteunend hulpmiddel om onze lezers een kwalitatief hoogwaardige en inspirerende leeservaring te bieden.

De bronverwijzingen en citaten in dit boek zijn zorgvuldig onderzocht en in betekenis weergegeven. De interpretatie en presentatie van de geciteerde inhoud weerspiegelt de opvatting van de auteur en komt niet noodzakelijkerwijs overeen met de intentie of mening van de oorspronkelijke auteurs. Bij contextuele citaten zijn de kernuitspraken van de originele bronnen naar beste weten en geweten in de context van dit werk opgenomen, maar kunnen door de overdracht en vereenvoudiging afwijken van de oorspronkelijke formuleringen en betekenisnuances. Alle gebruikte bronnen zijn volledig vermeld in de literatuurlijst en kunnen daar in het origineel worden nagelezen. De verantwoordelijkheid voor de interpretatie en contextuele inbedding van de geciteerde inhoud ligt bij de auteur van dit boek. Voor wetenschappelijke vragen en gedetailleerde informatie wordt aanbevolen de originele bronnen te raadplegen. De auteur heeft zich ingespannen om complexe wetenschappelijke zaken begrijpelijk weer te geven. Daarbij kunnen vereenvoudigingen en generalisaties niet worden uitgesloten. Voor de technische juistheid en volledigheid van de vereenvoudigde presentaties kan geen garantie worden gegeven. De contextuele weergave van citaten en wetenschappelijke bevindingen gebeurt gewetensvol met inachtneming van het citaatrecht volgens § 51 van de Auteurswet en alle relevante auteursrechtelijke bepalingen van andere landen. Bij de vereenvoudiging, overdracht en eventuele vertaling van wetenschappelijke inhoud naar een algemeen begrijpelijke taal kunnen betekenisnuances en technische details verloren gaan. De auteur maakt geen aanspraak op de rechten van de geciteerde werken en respecteert alle auteursrechten van de oorspronkelijke auteurs. Mocht er ongeoorloofd gebruik worden vastgesteld, verzoekt de auteur om melding om passende maatregelen te kunnen nemen. Voor academische doeleinden en bij gebruik als wetenschappelijke referentie wordt uitdrukkelijk aanbevolen terug te grijpen naar de originele bronnen. De vereenvoudigde presentatie dient uitsluitend voor populairwetenschappelijke informatie.

De voedingsaanbevelingen en -strategieën in dit boek voor chronisch-inflammatoire darmziekten zijn zorgvuldig onderzocht en beoordeeld. Desondanks kunnen ze geen vervanging zijn voor individuele voedingsadviezen of medische behandelingen. Vanwege de complexiteit van de ziekte van Crohn en colitis ulcerosa, evenals individuele intoleranties en ziekteverlopen, kunnen de reacties op bepaalde voedingsmiddelen en dieetvormen sterk variëren. De gepresenteerde voedingsconcepten en maaltijdplannen zijn bedoeld als richtlijn. Voordat de beschreven voedingsstrategieën worden toegepast, is het absoluut noodzakelijk om overleg te plegen met de behandelende arts en/of gekwalificeerde diëtist. Dit geldt in het bijzonder bij acute ziekte-uitbraken, medicijngebruik of bijkomende aandoeningen. De medische kennis en therapieaanbevelingen op het gebied van chronisch-inflammatoire darmziekten zijn voortdurend in ontwikkeling. De informatie in dit boek komt overeen met de stand van kennis op het moment van drukken. Alle genoemde merken en productnamen zijn onderworpen aan merkenrechtelijke bescherming en zijn eigendom van hun respectieve eigenaren. De gebruikte wetenschappelijke bronnen zijn in de bijlage vermeld.

Bendis Saage

Voeding bij chronisch inflammatoire darmziekten: Ontstekingsremmend dieet en voedingsplan

Praktische voedingsweetjes, vloeibare voeding en voedingssupplementen voor een optimale darmgezondheid - van basis tot dagelijkse toepassing

83 Bronnen
42 Diagrammen
61 Afbeeldingen
7 Illustraties

Beste lezers,

wij danken u hartelijk dat u voor dit boek hebt gekozen. Met uw keuze heeft u ons niet alleen uw vertrouwen gegeven, maar ook een deel van uw kostbare tijd. Dat waarderen wij zeer.

Chronisch-inflammatoire darmziekten treffen ongeveer 400.000 mensen in Duitsland - met een stijgende tendens. De juiste voeding speelt een centrale rol bij de ziekte van Crohn en colitis ulcerosa voor het ziekteverloop en de levenskwaliteit. Maar welke voedingsmiddelen zijn verdraagzaam? Hoe kunnen voedingsstoffentekorten worden voorkomen? En hoe kan een evenwichtige voeding worden bereikt ondanks beperkingen? Dit praktijkgerichte vakboek biedt wetenschappelijk onderbouwde strategieën voor de voedingspraktijk bij CED. Van de voedingsstoffenvoorziening tijdens een acute opvlamming tot aan de langdurige aanpassing van de voeding, worden alle relevante aspecten begrijpelijk uitgelegd. Concrete richtlijnen voor de voedselkeuze en maaltijdplanning helpen om de theoretische kennis direct toe te passen. Met deze gids krijgt u meer zekerheid in de omgang met uw aandoening en kunt u uw voeding gericht afstemmen op uw individuele behoeften. Neem nu zelf de controle over uw voeding - voor meer welzijn en levenskwaliteit met CED.

Deze gids biedt u begrijpelijke en praktische informatie over een complex onderwerp. Dankzij zelf ontwikkelde digitale tools die ook gebruik maken van neurale netwerken, konden we uitgebreid onderzoek doen. De inhoud is optimaal gestructureerd en ontwikkeld tot de definitieve versie om u een goed onderbouwd en gemakkelijk toegankelijk overzicht te bieden. Het resultaat: u krijgt een uitgebreid inzicht en profiteert van duidelijke uitleg en illustratieve voorbeelden. Ook het visuele ontwerp is geoptimaliseerd door deze geavanceerde methode zodat u de informatie snel kunt begrijpen en gebruiken.

Wij streven naar de hoogste nauwkeurigheid, maar zijn dankbaar voor elke aanwijzing van mogelijke fouten. Bezoek onze website om de laatste correcties en aanvullingen op dit boek te vinden. Deze zullen ook in toekomstige edities worden verwerkt.

We hopen dat u geniet van het lezen en nieuwe dingen ontdekt! Als u suggesties, kritiek of vragen heeft, kijken we uit naar uw feedback. Alleen door actieve uitwisseling met u, de lezers, kunnen toekomstige edities en werken nog beter worden. Blijf nieuwsgierig!

Bendis Saage

Saage Media GmbH - Team

- www.SaageBooks.com/nl
- support@saagemedia.com
- Spinnereistraße 7 - c/o SpinLab – The HHL Accelerator, 04179 Leipzig, Germany

Snelle toegang tot kennis

Om een optimale leeservaring te garanderen, willen we u vertrouwd maken met de belangrijkste kenmerken van dit boek:

- **Modulaire Structuur:** Elk hoofdstuk staat op zichzelf en kan onafhankelijk van de andere worden gelezen.
- **Grondig Onderzoek:** Alle hoofdstukken zijn gebaseerd op grondig onderzoek en worden ondersteund door wetenschappelijke referenties. De gegevens in de diagrammen dienen voor een betere visualisatie en zijn gebaseerd op aannames, niet op de gegevens uit de bronnen. Een uitgebreide lijst van bronnen en beeldcredits is te vinden in de bijlage.
- **Duidelijke Terminologie:** Onderstreepte technische termen worden uitgelegd in de verklarende woordenlijst.
- **Hoofdstuksamenvattingen:** Aan het einde van elk hoofdstuk vindt u beknopte samenvattingen die u een overzicht geven van de belangrijkste punten.
- **Concrete Aanbevelingen:** Elk subhoofdstuk wordt afgesloten met een lijst met specifieke adviezen om u te helpen het geleerde in de praktijk te brengen.

Extra bonusmateriaal op onze website

Op onze website zijn wij van plan de volgende exclusieve materialen ter beschikking te stellen:

- Bonusinhoud en extra hoofdstukken
- Een compact totaaloverzicht
- Een hoorspelversie. (In planning)

De website is momenteel nog in aanbouw.

www.SaageBooks.com/nl/
voeding_bij_chronisch_inflammatoire_darmziekten-bonus-UYJX7
A

Inhoudsopgave

1. Basisprincipes van voeding bij darmaandoeningen

Hoe beïnvloedt onze voeding het verloop van chronisch-inflammatoire darmziekten? De darm, als centraal spijsverteringsorgaan, reageert bijzonder gevoelig op de samenstelling van onze voeding en de verwerking ervan in het lichaam. Mensen met de ziekte van Crohn of colitis ulcerosa staan voor bijzondere uitdagingen bij de dagelijkse voedselkeuze. De juiste voeding kan niet alleen klachten verlichten, maar ook de levenskwaliteit aanzienlijk verbeteren. In dit hoofdstuk ontdekt u de fundamentele verbanden tussen voeding en darmgezondheid - kennis die de omgang met de ziekte duurzaam kan veranderen.

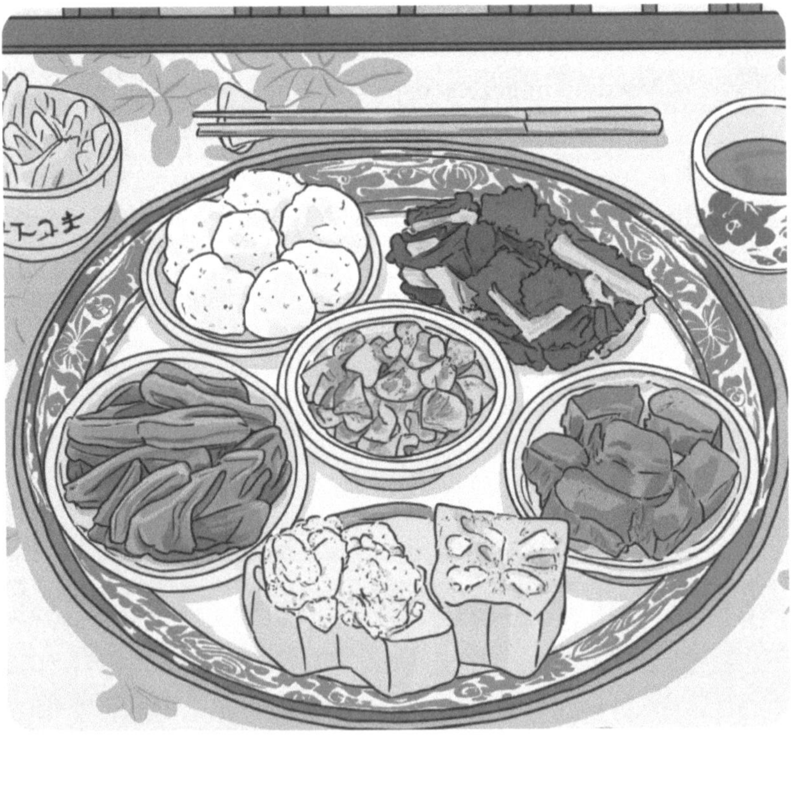

1. 1 Voedingsbehoefte bij chronisch inflammatoire darmaandoeningen

Chronisch-inflammatoire darmziekten (CED) stellen bijzondere eisen aan de voeding. Ontstekingen, malabsorptie en diarree beïnvloeden de behoefte aan macro- en micronutriënten. Een onvoldoende voorziening kan het ziekteverloop negatief beïnvloeden en leiden tot tekorten. Dit gedeelte belicht de specifieke voedingsbehoeften bij CED en de uitdagingen van een optimale voedingsvoorziening. Het behandelt het belang van eiwitten, vitaminen en mineralen, vooral tijdens acute opvlammingen en bij malabsorptie. Lees verder om de basisprincipes van een behoeftegerichte voeding bij CED te begrijpen en uw kwaliteit van leven positief te beïnvloeden.

Bij chronisch-inflammatoire darmziekten is er door ontsteking, malabsorptie en diarree een verhoogde behoefte aan eiwitten, vitamines en mineralen, die regelmatig gecontroleerd en gecompenseerd moet worden door een aangepaste voeding of supplementatie.

Eiwitvoorziening tijdens een acute opflakkering

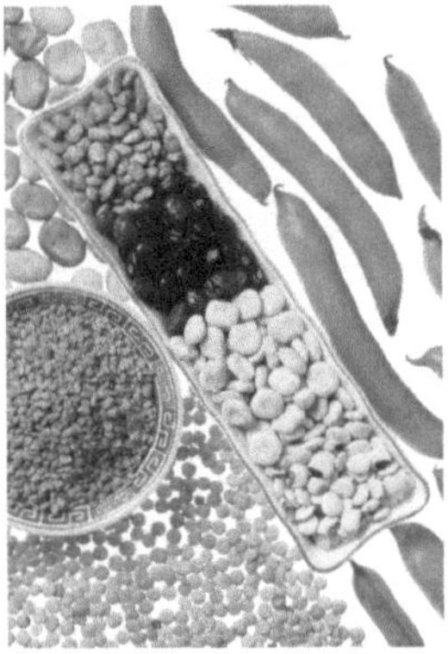

Peulvruchten [i1]

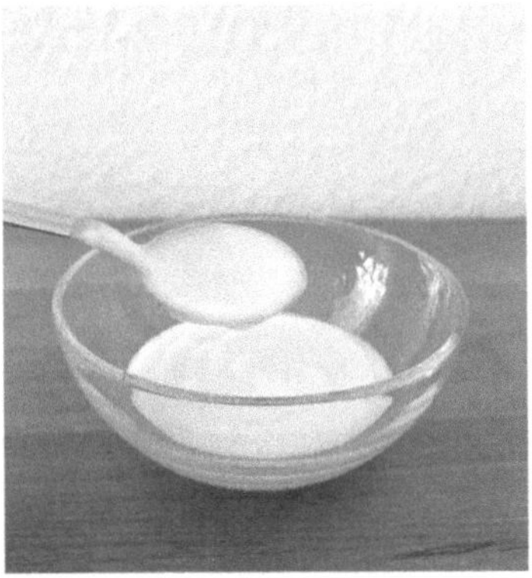

Yoghurt [i2]

Tijdens de acute opflakkering van een chronisch-inflammatoire darmaandoening (CED) neemt de eiwitbehoefte toe. [s1] Deze verhoogde behoefte is het gevolg van het ontstekingsproces en het daarmee samenhangende verlies van eiwitten via de darm. Een adequate eiwitinname is in deze fase belangrijk om het genezingsproces te ondersteunen en het verlies van spiermassa te minimaliseren. Vooral de eiwitinname is cruciaal wanneer de orale voedselinname beperkt is. Bijvoorbeeld, bij hevige pijn of diarree kan het moeilijk zijn om vaste voeding te consumeren. In dergelijke gevallen kunnen orale voedingssupplementen een zinvolle aanvulling zijn om aan de verhoogde eiwitbehoefte te voldoen. [s1] Enterale voeding, dat wil zeggen de toediening van voedingsstoffen via een sonde direct in de maag of dunne darm, kan een andere optie zijn, vooral als de orale voedselinname onvoldoende is of niet mogelijk is. [s1] [s2] Ook parenterale voeding, waarbij de voedingsstoffen direct via de ader worden toegediend, kan overwogen worden om de voedingsstoffenvoorziening te waarborgen. [s1] [s2] De beslissing over welke voedingsvorm in het individuele geval het meest geschikt is, moet in overleg met de behandelende arts of een gespecialiseerd voedingsteam worden genomen. [s1] Vooral bij colitis ulcerosa is het belangrijk om te zorgen voor een

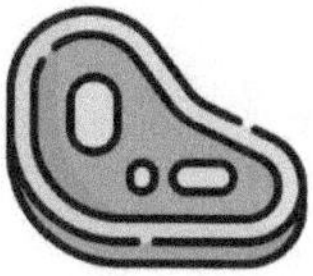

evenwichtige eiwitinname uit verschillende bronnen. Vis, mager gevogelte, gefermenteerde zuivelproducten en eieren leveren hoogwaardige eiwitten en kunnen in het dieet worden geïntegreerd. [s3] Rood en bewerkt vlees moet daarentegen worden verminderd, omdat het de darmwand verder kan irriteren. [s3] Plantaardige eiwitten uit peulvruchten zijn ook een optie, maar moeten goed worden bereid om de verteerbaarheid te verbeteren. [s3] Gefermenteerde zuivelproducten zoals yoghurt kunnen een positieve invloed hebben op de darmflora. [s3]

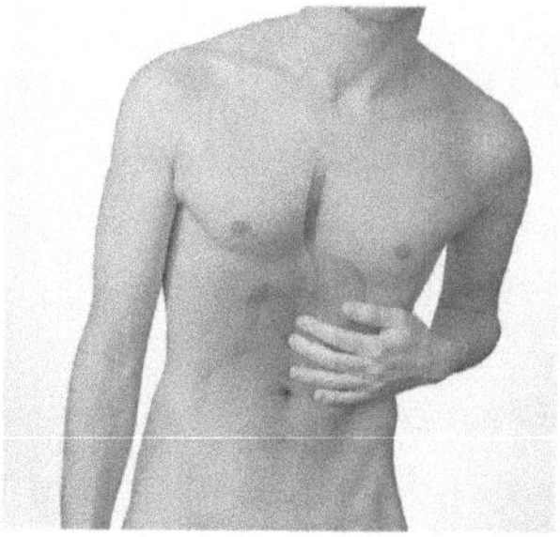

maag [i3]

Goed om te weten

Acute opflakkering

Een fase van acute ontsteking in de darm, die gepaard kan gaan met symptomen zoals buikpijn, diarree en gewichtsverlies. In deze fase is de voedingsbehoefte vaak verhoogd.

Chronisch-inflammatoire darmaandoening

CED omvat aandoeningen zoals de ziekte van Crohn en colitis ulcerosa, die gekenmerkt worden door chronische ontstekingen in het spijsverteringskanaal en kunnen leiden tot voedingsstoffenverlies.

Gefermenteerde zuivelproducten

Zuivelproducten die door fermentatie met bacterieculturen worden geproduceerd, zoals yoghurt. Ze kunnen positieve effecten hebben op de darmflora.

Orale voedingssupplementen

Voedingssupplementen die oraal worden ingenomen om te voldoen aan de behoefte aan bepaalde voedingsstoffen die mogelijk niet voldoende via de voeding worden opgenomen door de CED.

Eiwitbehoeften bij IBD-patiënten

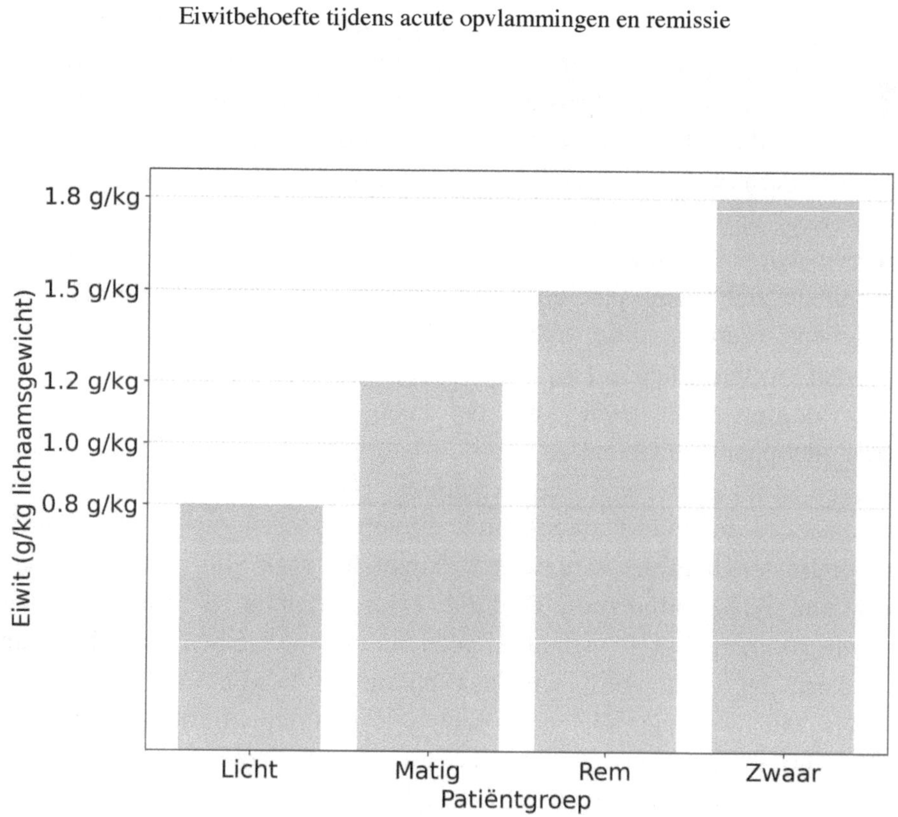

LIC: Licht Opvlamming

MAT: Matige Opvlamming

REM: Remissie

ZWA: Zware Opvlamming

Patiënten die een acute opvlamming ervaren, hebben aanzienlijk meer eiwitten nodig dan patiënten in remissie. De verhoogde behoefte benadrukt het belang van voedingsondersteuning tijdens actieve ziekte om weefselherstel en immuunfunctie te bevorderen. Hoewel de behoefte tijdens remissie lager is, is een adequate eiwitinname nog steeds essentieel voor de algehele gezondheid en het voorkomen van toekomstige opvlammingen.

Vitaminebehoefte bij Malabsorptie

Bij chronisch-inflammatoire darmaandoeningen kan de opname van vitamines door verschillende factoren worden beïnvloed. Ontstekingen en beschadigingen van het darmslijmvlies verminderen de opnameoppervlakte, wat leidt tot een verminderde opname van voedingsstoffen, inclusief vitamines. [s4] Een andere oorzaak is vetmalabsorptie, die de opname van vetoplosbare vitamines (A, D, E en K) belemmert. Hierbij binden vetzuren zich aan calcium, magnesium en andere tweewaardige kationen, waardoor deze, maar ook de vetoplosbare vitamines, slechter worden opgenomen. [s4] Ook een aandoening of operatieve verwijdering van delen van de maag of dunne darm kan de vitamineopname aanzienlijk beïnvloeden. [s4] Zoals studies aantonen, kunnen tot 35% van de kinderen met chronisch-inflammatoire darmaandoeningen vitaminegebreken vertonen en zelfs 60% heeft suboptimale vitaminewaarden. [s5] Bijzonder vaak zijn er tekorten aan vitamine B12, foliumzuur, vitamine D en vitamine K. Vitamine B12 wordt voornamelijk in het terminalen ileum opgenomen, een deel van de darm dat vaak wordt aangetast bij de ziekte van Crohn. [s6] Een tekort aan vitamine B12 en foliumzuur kan leiden tot anemie. [s6] Vitamine D speelt een belangrijke rol voor de botgezondheid en het immuunsysteem. Een tekort verhoogt het risico op osteoporose en kan de ziekteprogressie negatief beïnvloeden. [s7] [s8] Hetzelfde geldt voor vitamine K, dat ook essentieel is voor de botgezondheid. Een onvoldoende inname van vitamine K, zoals vaak wordt waargenomen bij veel patiënten met chronisch-inflammatoire darmaandoeningen, draagt ook bij aan het risico op botverlies. [s8] De verminderde opname van zuivelproducten en groenten, vaak als gevolg van intoleranties of dieetvoorschriften, verergert het tekort aan vitamine D en K verder. [s8] Een ijzertekort is ook wijdverbreid en kan, net als het tekort aan vitamine B12 en foliumzuur, leiden tot anemie. [s6] De orale ijzerinname is bij chronisch-inflammatoire darmaandoeningen vaak problematisch, omdat deze gastro-intestinale bijwerkingen kan veroorzaken en slechts onvoldoende kan worden opgenomen. [s6] In deze gevallen kan de intraveneuze toediening van ijzersupplementen een effectieve alternatieve oplossing zijn. [s6] Een regelmatige controle van de vitamine- en mineralenstatus is daarom essentieel bij chronisch-inflammatoire darmaandoeningen. Patiënten moeten minstens één keer per jaar zowel klinisch als door laboratoriumonderzoeken worden gecontroleerd op micronutriëntentekorten. [s9] De resultaten van deze onderzoeken vormen de basis voor een individuele therapie, die indien nodig een aanvulling met vitamines en mineralen kan omvatten. Zo kan een patiënt met aangetoond vitamine D-tekort profiteren van een bijbehorende aanvulling, terwijl een andere patiënt met een normaal vitamine D-niveau deze niet nodig heeft. De therapie moet altijd worden aangepast aan de individuele behoefte om een optimale voedingsstoffenvoorziening te waarborgen en tekorten te voorkomen.

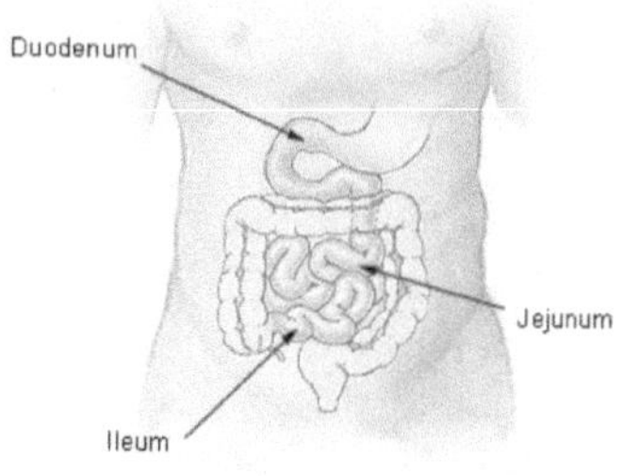

Terminale ileum [i4]

Veelvoorkomende vitaminetekorten bij IBD

Verdeling van vitaminetekorten bij inflammatoire darmziekten (IBD).

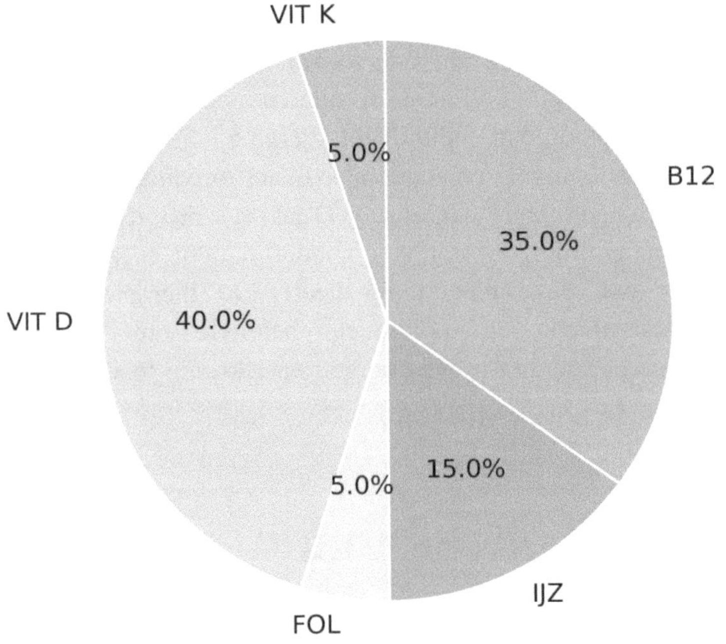

B12: Vitamine B12

IJZ: IJzer

VIT K: Vitamine K

FOL: Foliumzuur

VIT D: Vitamine D

Vitamine D en B12 zijn de meest voorkomende tekorten, wat het belang van controle en suppletie bij IBD-patiënten benadrukt. IJzertekort, hoewel geen vitamine, komt ook vaak voor, wat de noodzaak van een uitgebreide voedingsbeoordeling benadrukt. Hoewel andere tekorten minder vaak voorkomen, dragen ze nog steeds bij aan de algehele voedingsbelasting bij deze patiëntenpopulatie en moeten ze worden overwogen in het klinisch management.

Mineralenvoorziening bij diarree

Diarree kan bij chronisch-inflammatoire darmaandoeningen leiden tot aanzienlijke verliezen aan mineralen, die essentieel zijn voor het lichaam [s10]. Dit verlies ontstaat niet alleen door de verhoogde vochtuitstoot, maar ook door een verstoorde opnamecapaciteit van de darm. Vooral de natriumopname is aangetast, die nauw verbonden is met de vochtresorptie [s10]. Een verminderde natriumopname vermindert het vermogen van het lichaam om water vast te houden, wat de diarree verder verergert. Ook de opname van andere belangrijke elektrolyten zoals kalium, magnesium en calcium kan verstoord zijn. Een kaliumtekort kan leiden tot spierzwakte en hartritmestoornissen, terwijl een magnesiumtekort zich kan uiten in spierkrampen en vermoeidheid. Een aanhoudend calciumtekort bedreigt op lange termijn de botgezondheid. Bovendien bemoeilijkt de ontsteking in de darm de opname van ijzer, wat een anemie bevordert [s10] [s11]. Een ijzertekort kan leiden tot vermoeidheid, zwakte en concentratieproblemen. Studies tonen aan dat een vitamine D-tekort bij 10–75% van de patiënten met chronisch-inflammatoire darmaandoeningen aanwezig is en het risico op botbreuken kan verhogen [s11]. Een patiënt met chronisch-inflammatoire darmaandoeningen en aanhoudende diarree zou daarom regelmatig zijn mineralenhuishouding medisch moeten laten controleren en indien nodig compenseren door middel van een aangepast dieet of supplementatie. Een adequate vochtinname met elektrolytrijke dranken kan bijvoorbeeld helpen om het verlies aan mineralen te compenseren.

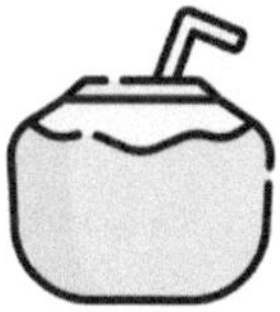

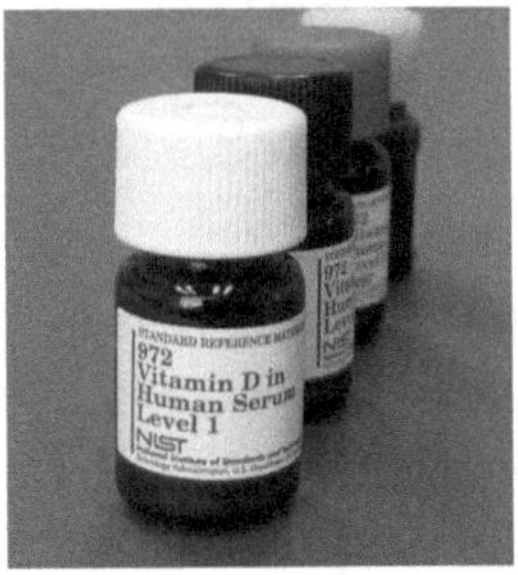

Vitamine D [i5]

Goed om te weten

Mineralen

Mineralen zijn anorganische voedingsstoffen die het lichaam nodig heeft voor verschillende functies, zoals de opbouw van botten en tanden, de regulatie van de vochtbalans en de zenuw- en spierfunctie. Bij chronisch-inflammatoire darmaandoeningen kan de opname van mineralen verstoord zijn, wat kan leiden tot tekorten.

Supplementatie

Supplementatie verwijst naar de extra inname van voedingsstoffen, bijvoorbeeld in de vorm van tabletten, capsules of poeders, om een tekort aan te vullen of aan de behoefte te voldoen.

Mineraalverlies per ernst

Mineraalverlies bij CED naar ernst

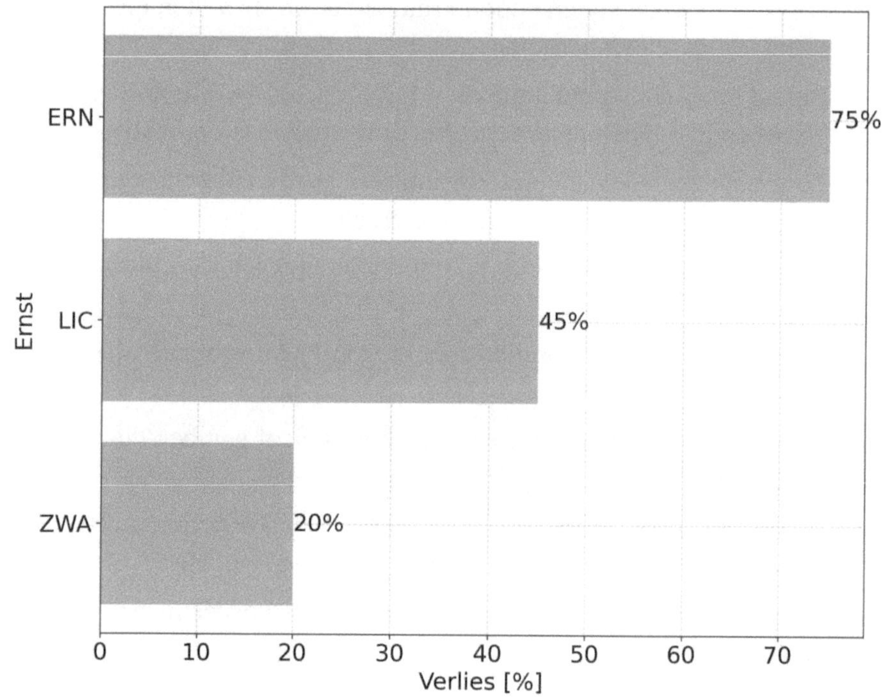

- ERN: Ernstig
- LIC: Licht
- ZWA: Zwaar

Het verlies van mineralen neemt toe met de ernst van de ziekte. Bij lichte CED is het verlies matig, terwijl bij ernstige CED een aanzienlijk verlies wordt waargenomen. Dit benadrukt het belang van een adequate mineraalaanvoer, vooral bij ernstige ziekte.

Concrete adviezen

- Integreer voedingsrijke, gemakkelijk verteerbare voedingsmiddelen zoals gepureerde soepen, havermout of bananen in uw dieet.
- Breid uw eiwitbronnen uit door regelmatig vis, eieren of goed gekookte peulvruchten te consumeren.
- Drink voldoende vocht, vooral kruidenthee en stil water, om vochtverlies te compenseren.
- Bereid groenten voorzichtig voor, bijvoorbeeld door te stomen of blancheren, om de opname van voedingsstoffen te optimaliseren.
- Zorg voor een adequate vezelinname via goed verdraagbare bronnen zoals psylliumschalen of geschilde vruchten.
- Houd een voedingsdagboek bij om intoleranties te identificeren en uw dieet aan te passen.
- Bespreek met uw arts of diëtist de mogelijkheid van individuele voedingssupplementen.
- Experimenteer met specerijen zoals kurkuma of gember, die ontstekingsremmende eigenschappen bezitten.
- Verdeel uw maaltijden over de dag om het spijsverteringsstelsel te ontlasten en de opname van voedingsstoffen te verbeteren.
- Ontwikkel rituelen rond uw maaltijden om de voedselinname rustig en bewust te maken.
- Deel ervaringen met andere betrokkenen om nieuwe recepten en tips voor de dagelijkse voeding te ontvangen.
- Leer uw lichaam kennen en let op zijn signalen om de optimale voeding voor uzelf te vinden.
- Wees geduldig met uzelf en uw lichaam, want de aanpassing van uw voeding kost tijd en experimenteren.

1. 2 Spijsverteringsprocessen bij de ziekte van Crohn

De ziekte van Crohn beïnvloedt de spijsverteringsprocessen aanzienlijk en leidt vaak tot tekorten. Ontstekingen, malabsorptie en chronische diarree verstoren de opname van macro- en micronutriënten. Dit kan leiden tot gewichtsverlies, anemie en elektrolytstoornissen. De juiste voeding speelt daarom een cruciale rol in het beheer van de ziekte van Crohn. De locatie van de ontsteking beïnvloedt welke voedingsstoffen bijzonder getroffen zijn. Een ontsteking in het terminale ileum beïnvloedt bijvoorbeeld de opname van vitamine B12. Ook de darmflora en chirurgische ingrepen hebben invloed op de voedingsstofverwerking. Lees verder om de complexe spijsverteringsprocessen bij de ziekte van Crohn gedetailleerd te begrijpen en hoe een aangepaste voeding kan bijdragen aan het voorkomen van tekorten en het verbeteren van het welzijn.

Bij de ziekte van Crohn is de energiebehoefte dynamisch en neemt deze tijdens actieve opvlammingen toe door de ontsteking zelf, malabsorptie, diarree en voedingsstoffenverlies, terwijl deze zich in remissie meestal normaliseert, maar toch beïnvloed kan worden door aanhoudende klachten.

Opnameproblemen in de dunne darm

Opnameproblemen in de dunne darm vormen een veelvoorkomend probleem bij chronisch-inflammatoire darmziekten, zoals de ziekte van Crohn. Ontstekingen in de dunne darm, vooral in het jejunum en ileum, beïnvloeden het vermogen van het lichaam om voedingsstoffen uit voedsel op te nemen [s12]. Deze verstoorde voedingsstofopname, ook wel malabsorption genoemd, kan leiden tot tekorten [s13]. Aangetast zijn vitamines, mineralen, maar ook macronutriënten zoals vetten, eiwitten en koolhydraten. Chronische diarree, die optreedt bij de ziekte van Crohn, verergert dit voedingsstofverlies verder, doordat belangrijke stoffen zoals ijzer, albumine, calcium, magnesium en vetoplosbare vitamines worden uitgescheiden [s12]. Een vitamine B12-tekort door beschadigingen in het terminalen_ileum kan bijvoorbeeld leiden tot anemie, te vergelijken met bloedverlies in de ontlasting [s12]. Naast vitamines en mineralen is ook de opname van elektrolyten zoals natrium, chloride, kalium en calcium aangetast [s14]. Terwijl de opname van natrium, chloride en calcium in de dunne darm verminderd is, wordt de kaliumsecretie verhoogd [s14]. In ernstige ziekteperiodes verergert dit probleem, wat kan leiden tot hypocalcemische toestanden – veroorzaakt door een verminderde calciumopname in de darm en een verstoorde vitamine D-stofwisseling [s14]. De behandeling van de ziekte richt zich niet alleen op het verlichten van de symptomen en het beheersen van de ontsteking, maar ook op het waarborgen van een adequate voedingsstofvoorziening [s13]. Om tekorten tegen te gaan, kan – naast medicamenteuze therapie ter stabilisatie van de elektrolytenbalans [s14] – een dieetverandering noodzakelijk zijn. In bepaalde situaties kan een elementair dieet, dat gemakkelijk verteerbare voedingsstoffen bevat, nuttig zijn [s13]. Ook de transmurale ontsteking in de dunne darm, die optreedt bij de ziekte van Crohn, draagt bij aan malabsorptie [s15]. Deze ontsteking kan de functie van bepaalde cellen beïnvloeden die belangrijk zijn voor de opname van voedingsstoffen en de afweer tegen ziekteverwekkers [s15]. Bovendien kan het leiden tot ernstige complicaties zoals perforaties en abcessen, die de spijsverteringsprocessen verder verstoren [s15].

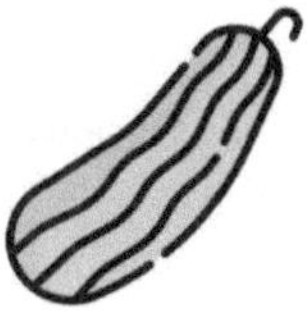

Ontstekingsremmende medicijnen die worden gebruikt voor de behandeling van de ziekte van Crohn kunnen de groei bij kinderen bovendien beïnvloeden, een verdere aanwijzing voor de verstoring van de spijsverteringsprocessen [s15]. De dysfunctie van omliggende organen, versterkt door de vorming van abnormale verbindingen (fistels), kan ook de opname van voedingsstoffen beïnvloeden [s12]. Patiënten met de ziekte van Crohn hebben daarom een verhoogd risico op elektrolytstoornissen en voedingsstoftekorten als gevolg van malabsorptie en chronische diarree [s12]. Om tekorten te voorkomen of te behandelen, dienen betrokkenen hun voedingsstatus regelmatig medisch te laten controleren. Op basis van de resultaten kan een individuele voedingstherapie, eventueel met voedingssupplementen, worden aanbevolen.

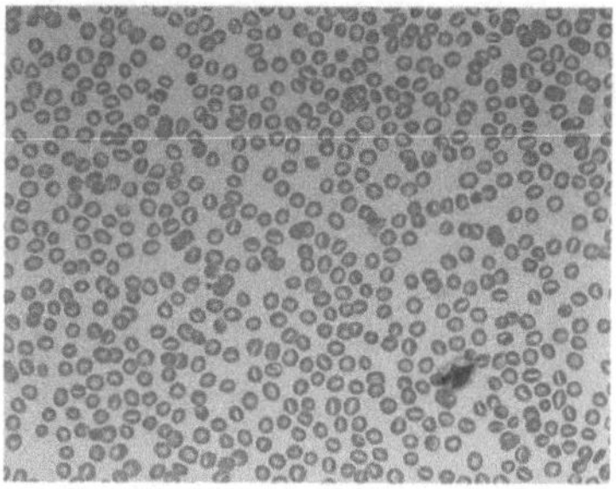

Elektrolyt [i6]

Opname van voedingsstoffen vs. ziekteactiviteit bij de ziekte van Crohn

Correlatie tussen de activiteit van de ziekte van Crohn en de efficiëntie van de opname van voedingsstoffen.

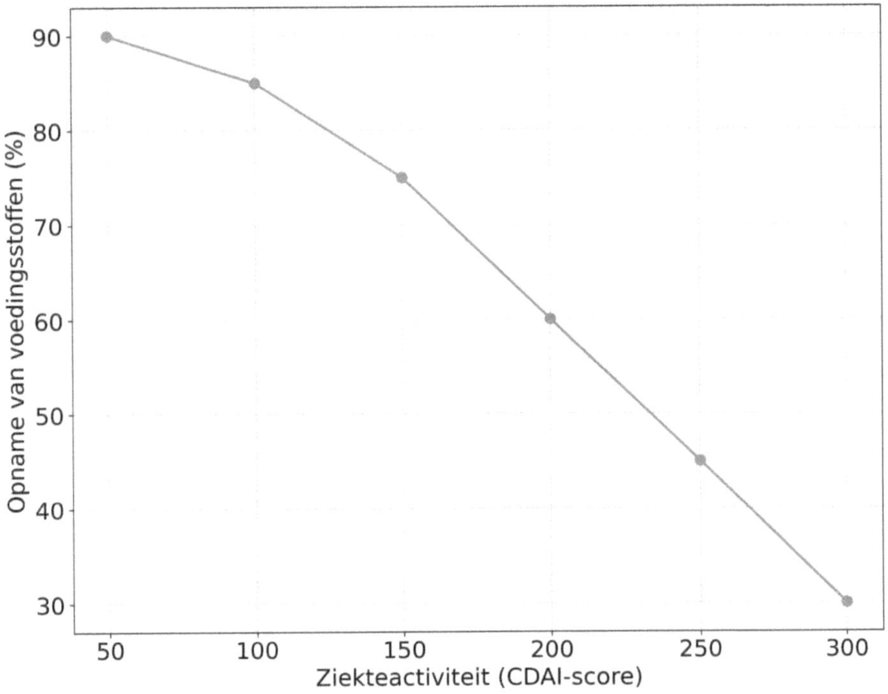

Deze grafiek toont een omgekeerde relatie tussen de activiteit van de ziekte van Crohn en de opname van voedingsstoffen. Naarmate de ziekteactiviteit toeneemt, neemt het vermogen van de dunne darm om voedingsstoffen op te nemen af, wat mogelijk kan leiden tot ondervoeding. Dit benadrukt het belang van het beheersen van de ziekteactiviteit om voldoende voeding te behouden bij patiënten met de ziekte van Crohn.

Verwerking van voedingsstoffen

De verwerking van voedingsstoffen is bij de ziekte van Crohn door verschillende factoren verstoord. Ontstekingen en beschadigingen van het darmslijmvlies, vooral in het ileum, verminderen de opnamecapaciteit voor micronutriënten zoals vitamines en mineralen, maar ook voor macronutriënten [s16] [s17]. De locatie van de ontsteking beïnvloedt welke voedingsstoffen bijzonder getroffen zijn [s17]. Zo kan een ontsteking in het terminale ileum de opname van vitamine B12 sterk beïnvloeden. Bovendien kunnen bacteriële overgroei in de dunne darm de opname van voedingsstoffen verder verminderen en de doorlaatbaarheid van de darmwand verhogen [s16]. Ook chirurgische ingrepen, vooral wanneer grotere delen van het ileum zijn verwijderd, verslechteren de opname van voedingsstoffen, omdat er minder galzuren beschikbaar zijn voor de vetvertering [s16]. Chronische diarree, een typisch symptoom bij de ziekte van Crohn, versterkt de voedingsstofverliezen verder [s18]. Elektrolyten zoals natrium, chloride en kalium zijn ook getroffen. De opname van natrium en chloride is verminderd, wat de wateropname belemmert, terwijl de kaliumsecretie verhoogd is [s18]. In ernstige fasen kan dit leiden tot aanzienlijke elektrolytverliezen en een onbalans in de water- en elektrolytenhuishouding [s18]. Een aangepaste therapie kan deze intestinale verliezen beperken en de elektrolytenbalans stabiliseren [s18]. De voedingswijze beïnvloedt bovendien de darmflora, die op zijn beurt de ziekteprogressie kan beïnvloeden. Terwijl een vezelrijke voeding mogelijk beschermend werkt, kan een hoge suikerconsumptie het risico op de ziekte van Crohn verhogen [s19]. De eiwitbehoefte is in de remissiefase meestal normaal, maar stijgt tijdens een acute opvlamming naar 1,2–1,5 g eiwit per kilogram lichaamsgewicht [s20]. De enterale voeding, dat wil zeggen de toediening van voedingsstoffen via een sonde direct in de darm, kan vooral bij kinderen en jongeren de remissie inleiden en de groei bevorderen [s20]. Bij ernstige ondervoeding is het een belangrijk onderdeel van de therapie [s16]. Een evenwichtige en individueel aangepaste voeding, eventueel aangevuld met voedingssupplementen, is daarom essentieel voor patiënten met de ziekte van Crohn. Regelmatige medische controles van de voedingsstatus helpen om tekorten vroegtijdig te herkennen en gericht te behandelen. Zo kan indien nodig een voedingsbehandeling worden gestart, die ook de enterale voeding omvat. Een adequate voedingsinname is cruciaal om tekorten te voorkomen, het herstel te ondersteunen en het algemene welzijn te verbeteren.

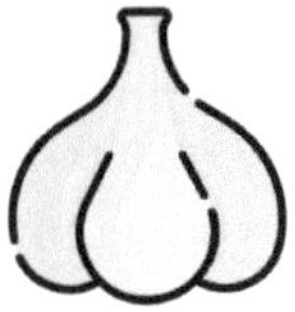

Goed om te weten

Bacteriële overgroei

Een overmatige groei van bacteriën in de dunne darm. Dit kan optreden bij de ziekte van Crohn en de opname van voedingsstoffen verder beïnvloeden, omdat de bacteriën de voedingsstoffen zelf verbruiken.

Micronutriënten

Essentiële voedingsstoffen die het lichaam in kleine hoeveelheden nodig heeft, zoals vitamines en mineralen. Hun opname kan bij de ziekte van Crohn door ontstekingen in de darm worden beïnvloed.

Voedingsbehandeling

Een op de individuele behoeften van patiënten met de ziekte van Crohn afgestemde voedingsadvies en -planning. Het doel is om de voedingsvoorziening te optimaliseren, ontstekingen te verminderen en de symptomen te verlichten.

Voedingssupplementen

Preparaten die bedoeld zijn om de voedingsinname aan te vullen. Bij de ziekte van Crohn kunnen ze helpen om tekorten aan vitamines, mineralen en andere voedingsstoffen te compenseren.

Opname van voedingsstoffen bij de ziekte van Crohn

Vergelijking van de opname van voedingsstoffen bij Crohn versus gezonde spijsvertering.

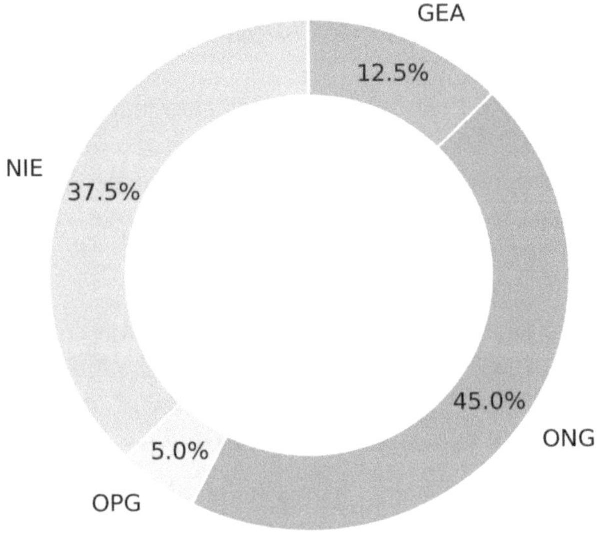

GEA: Geabsorbeerde voedingsstoffen (Crohn)

NIE: Niet-geabsorbeerde voedingsstoffen (Crohn)

ONG: Ongeabsorbeerde voedingsstoffen (Gezond)

OPG: Opgenomen voedingsstoffen (Gezond)

Deze grafiek visualiseert het verminderde vermogen om essentiële voedingsstoffen op te nemen bij personen met de ziekte van Crohn. Het aanzienlijk kleinere segment dat de opname van voedingsstoffen vertegenwoordigt, benadrukt de impact van ontstekingen en verminderde darmfunctie. Deze malabsorptie kan leiden tot tekorten en verdere gezondheidsproblemen, wat de noodzaak van voedingsbeheer bij Crohn-patiënten benadrukt.

Energiebehoefte tijdens het ziekteverloop

De energiebehoefte bij de ziekte van Crohn verandert dynamisch tijdens de ziekte. In actieve ontstekingsfases neemt deze toe door verschillende factoren. Enerzijds leidt de systemische ontsteking zelf tot een verhoogd energieverbruik. [s21] Tegelijkertijd kunnen malabsorptie en chronische diarree, typische bijverschijnselen van de ziekte van Crohn, de opname en benutting van voedingsstoffen aanzienlijk beïnvloeden. [s21] Dit betekent dat het lichaam, ondanks voldoende voedselinname, minder energie uit de voeding kan halen. Bovendien verhogen bloed- en eiwitverliezen via de darm de energiebehoefte verder. [s21] Een patiënt met een acute opvlamming heeft dus meer energie nodig, hoewel hij vaak minder voedsel kan verdragen en benutten. Een onvoldoende energie-inname kan in deze situatie leiden tot gewichtsverlies, verminderde spiermassa en een verzwakking van het immuunsysteem. In remissiefases, wanneer de ontsteking is afgenomen, normaliseert de energiebehoefte zich doorgaans weer. Echter, ook in deze fase kunnen restklachten en aanhoudende malabsorptie de energiebehoefte beïnvloeden. Bijzonder belangrijk is de voldoende voorziening van alle voedingsstoffen om de regeneratie van de darm te ondersteunen en een hernieuwde opflakkering van de ziekte te voorkomen. De samenstelling van de darmflora kan door de voeding worden beïnvloed en speelt ook een rol in de energiehuishouding. Darmbacteriën produceren door de fermentatie van vezels korteketenvetzuren, die als energiebron dienen voor de cellen van het darmslijmvlies. [s22] Een verstoorde darmflora, zoals vaak voorkomt bij de ziekte van Crohn, kan deze energieproductie beïnvloeden en de behoefte aan andere energiebronnen verhogen. [s22] Ook een ontsteking in de dunne darm, die de opname van koolhydraten belemmert, kan de energiebehoefte indirect verhogen, omdat onverteerde koolhydraten in de dikke darm leiden tot osmotische diarree en zo energieverliezen veroorzaken. [s22] Een individueel afgestemde voedingsstrategie, die

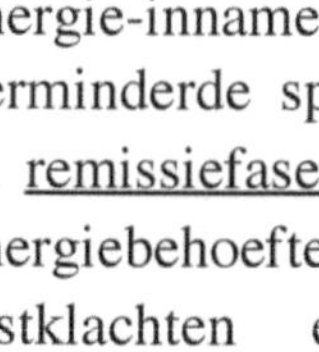

rekening houdt met het huidige ziekteverloop en de individuele behoeften, is daarom essentieel. Regelmatige medische controle van de voedingsstatus helpt om de energiebehoefte te bepalen en tekorten vroegtijdig te herkennen. Zo kan bijvoorbeeld indien nodig voedingsadvies worden ingewonnen om de optimale voedingsinname te waarborgen en de therapie te ondersteunen. Een evenwichtige voeding met voldoende energie en voedingsstoffen is een belangrijke pijler in het management van de ziekte van Crohn en draagt bij aan het verbeteren van de levenskwaliteit van de betrokkenen. De prevalentie van ondervoeding, die ook de energiehuishouding betreft, onderstreept het belang van een adequate voeding bij de ziekte van Crohn. [s21]

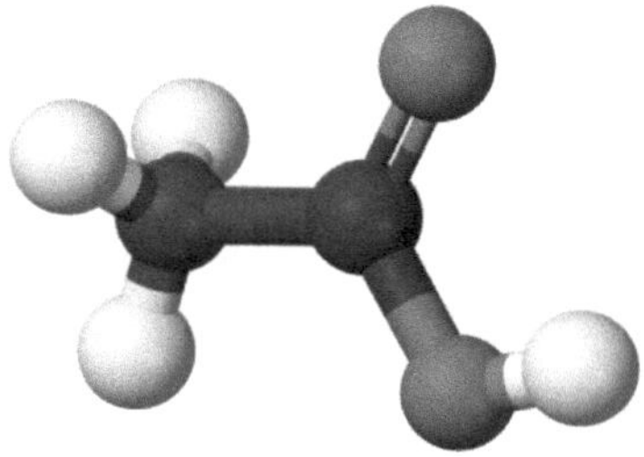

Korteketenvetzuren [i7]

Goed om te weten

Korteketenvetzuren

Korteketenvetzuren zijn organische verbindingen die ontstaan bij de fermentatie van vezels in de dikke darm. Ze dienen als energiebron voor de cellen van het darmslijmvlies en hebben positieve effecten op de darmgezondheid.

Osmotische diarree

Osmotische diarree ontstaat wanneer onverteerde voedselcomponenten in de darm water binden en zo de ontlasting vloeibaar maken. Bij de ziekte van Crohn kan een verstoorde koolhydraatopname in de dunne darm leiden tot osmotische diarree.

Prevalentie

De prevalentie geeft aan hoeveel mensen in een bepaalde bevolkingsgroep op een bepaald moment aan een bepaalde ziekte lijden. Dit wordt vaak als percentage of als aantal betrokkenen per 100.000 inwoners weergegeven.

Remissie

Een remissiefase bij de ziekte van Crohn verwijst naar een periode waarin de ziekte inactief is en de ontsteking is afgenomen. De symptomen zijn in deze tijd verminderd of verdwenen. Een remissie kan verschillende lengtes hebben.

Energiebehoefte bij de ziekte van Crohn

Illustreert de fluctuerende energiebehoefte tijdens verschillende fasen van de ziekte van Crohn.

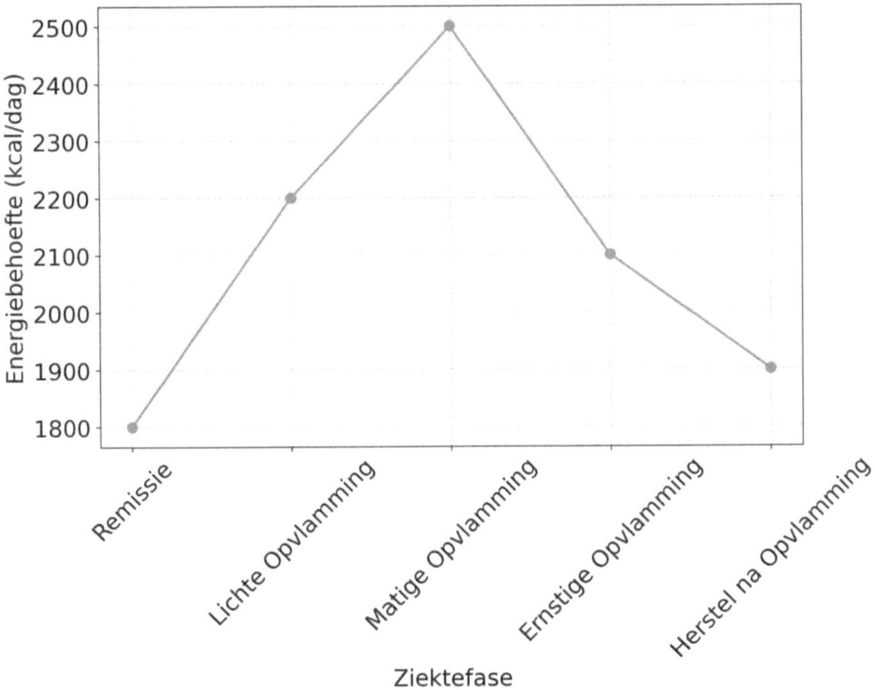

Deze grafiek laat zien hoe de energiebehoefte aanzienlijk kan variëren tijdens het verloop van de ziekte van Crohn. De verhoogde behoefte tijdens opvlammingen is waarschijnlijk te wijten aan ontstekingen en malabsorptie, terwijl periodes van remissie een lagere, maar mogelijk nog steeds verhoogde behoefte laten zien in vergelijking met gezonde personen. Dit benadrukt het belang van voedingsmonitoring en aangepaste voedingsinterventies gedurende het ziekteverloop.

Concrete adviezen

- Verfijn uw gerechten met zelfgemaakt bottenbouillonpoeder om uw mineraleninname op natuurlijke wijze te ondersteunen.
- Integreer probiotische voedingsmiddelen zoals zuurkool of kimchi in kleine hoeveelheden om uw darmflora positief te beïnvloeden.
- Experimenteer met verschillende bereidingswijzen om de verdraagzaamheid van voedingsmiddelen te verbeteren, bijvoorbeeld door peulvruchten te weken.
- Focus op het consumeren van seizoensgebonden fruit en groenten om te profiteren van de hoogste voedingsdichtheid.
- Vervang sterk bewerkte voedingsmiddelen door zelfgemaakte alternatieven om additieven en ongezonde vetten te verminderen.
- Bereid kleine, voedzame snacks voor onderweg om hunkeringen en ongezonde eetgewoonten te voorkomen.
- Zoek contact met een diëtist die gespecialiseerd is in darmziekten.

1. 3 Voedingskenmerken bij colitis ulcerosa

Colitis ulcerosa beïnvloedt de spijsvertering en opname van voedingsstoffen aanzienlijk. Voedselintoleranties, van lactose tot gluten, komen vaak voor en kunnen de klachten verergeren. Bovendien beïnvloedt de ziekte vaak de productie van spijsverteringsenzymen, wat verdere problemen bij de voedingsstoffenvoorziening veroorzaakt. Deze uitdagingen vereisen een aangepaste voedingsstrategie. Het volgende gedeelte belicht de voedingsspecifieke aspecten bij colitis ulcerosa en biedt praktische informatie voor een optimale voedingsstoffenvoorziening en meer welzijn.

Bij colitis ulcerosa is een individuele voedingsstrategie cruciaal, die zowel de specifieke ziektefase (opvlamming of remissie) als individuele intoleranties en mogelijke beperkingen van de spijsverteringsfunctie in overweging neemt.

Voedselintoleranties

Voedselintoleranties komen vaak voor bij colitis ulcerosa en kunnen de symptomen verergeren [s23]. Tijdens een opvlamming reageert de darm gevoeliger, wat bestaande intoleranties verergert [s23]. Lactose-intolerantie kan bijvoorbeeld worden versterkt door de beschadigde darmwand, waar het enzym lactase, verantwoordelijk voor de lactosevertering, wordt geproduceerd [s23]. Een lactosevrij dieet kan in dergelijke fasen de klachten verlichten [s23]. Naast lactose kunnen ook fructose, histamine en nikkel intolerantiereacties veroorzaken [s23]. Hoewel de frequentie van fructose-intolerantie bij colitis ulcerosa nog niet duidelijk is, wijzen studies op een verhoogde aanwezigheid bij chronische darmaandoeningen [s23]. Bij histamine-intolerantie wordt vermoed dat genetische factoren een rol spelen [s23]. Ook nikkel kan bij patiënten met colitis ulcerosa, die vaak een verhoogde nikkelgevoeligheid vertonen, tot problemen leiden [s23]. Niet-coeliakische glutenintolerantie (NCGS) is eveneens wijdverspreid en een glutenvrij dieet kan sommige patiënten verlichting bieden [s23]. Het Low-FODMAP-dieet, dat verschillende fermenteerbare koolhydraten vermindert, kan ook symptomen zoals buikpijn en winderigheid verlichten, maar beïnvloedt de ontstekingsmarkers niet [s24]. In tegenstelling tot dit dieet vertoont het mediterrane dieet positieve effecten op de ontstekingsmarkers en het darmmicrobioom [s24] [s25]. Het raadt aan om groenten, fruit, peulvruchten, vis en mager gevogelte te consumeren, terwijl de inname van rood vlees en bewerkte vleesproducten beperkt moet worden [s25]. Daarbij is het type vezels van belang: oplosbare vezels zijn bevorderlijk, terwijl onoplosbare vezels in opvlammingsfasen verminderd moeten worden [s25]. Gefermenteerde zuivelproducten, met name yoghurt, kunnen een positieve invloed hebben [s26] [s25]. Het is belangrijk dat onconventionele diëten, die vaak voedingsrijke voedingsmiddelen uitsluiten, de gezondheidstoestand kunnen

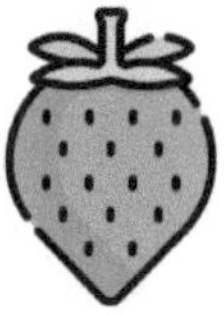

verslechteren [s25]. Een individuele aanpassing van de voeding, rekening houdend met de specifieke intoleranties, is daarom cruciaal. Zo zou een patiënt met lactose-intolerantie en problemen met volkorenproducten [s27] tijdens een opvlamming kunnen overstappen op lactosevrije zuivelproducten en licht verteerbare koolhydraten zoals rijst of witbrood [s27], terwijl hij in remissie geleidelijk weer volkorenproducten in kleine hoeveelheden test en zijn dieet uitbreidt met andere voedingsmiddelen van het mediterrane dieet.

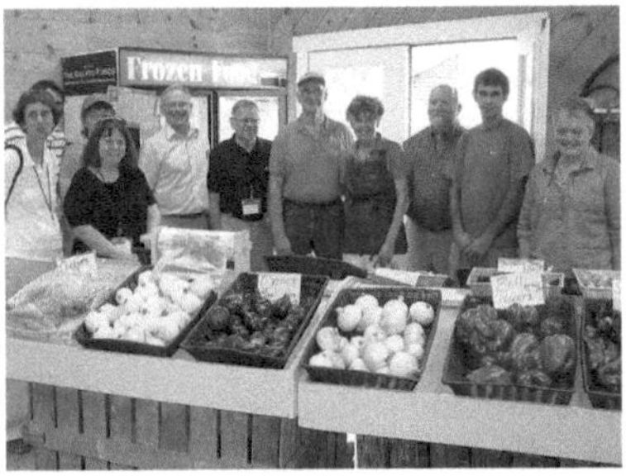

Mediterraan dieet [i8]

Goed om te weten

Fructose-intolerantie

Bij fructose-intolerantie is het lichaam slechts beperkt in staat om vruchtensuiker (fructose) op te nemen en te verwerken. Dit kan leiden tot vergelijkbare symptomen als bij lactose-intolerantie.

Lactose-intolerantie

Lactose-intolerantie kan bij colitis ulcerosa verergeren door de schade aan de darmwand, de belangrijkste plaats van lactaseproductie, en kan leiden tot klachten zoals winderigheid, diarree en buikkrampen.

Mediterrane dieet

Het mediterrane dieet is rijk aan fruit, groenten, olijfolie, vis en volkorenproducten en arm aan rood vlees en bewerkte voedingsmiddelen. Het wordt in verband gebracht met positieve effecten op de darmgezondheid en het algemene welzijn.

Niet-coeliakische glutenintolerantie

De niet-coeliakische glutenintolerantie (NCGS) beschrijft een intolerantie voor gluten die zich uit als coeliakie, maar zonder de kenmerkende antilichamen en schade aan de darmwand. De symptomen kunnen buikpijn, winderigheid en diarree omvatten.

Veelvoorkomende voedselintoleranties bij colitis ulcerosa

Verdeling van voedselintoleranties

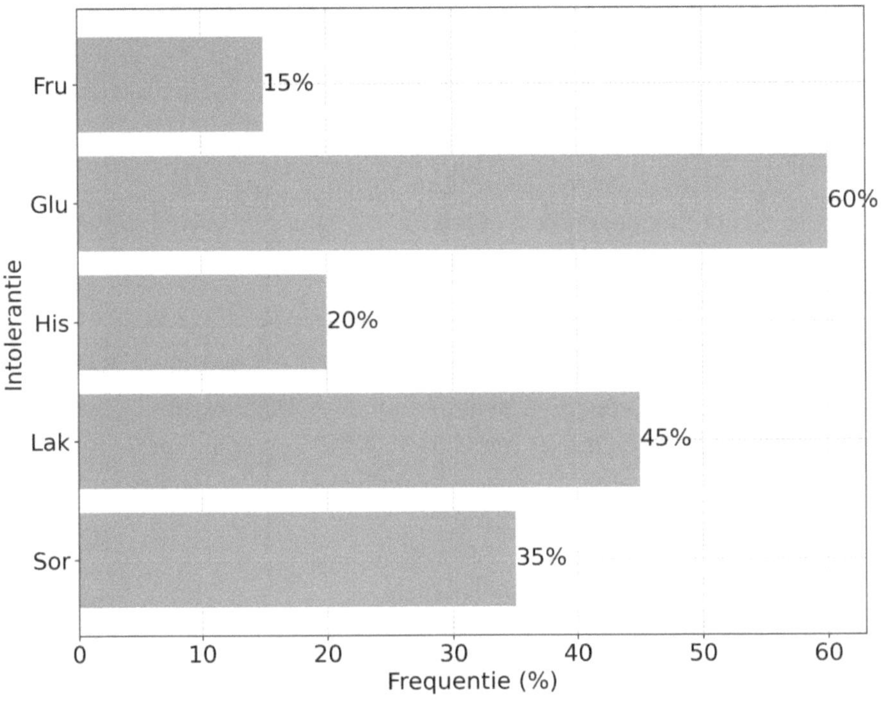

Fru: Fructose

Glu: Gluten

His: Histamine

Lak: Lactose

Sor: Sorbitol

Lactose-intolerantie is de meest voorkomende intolerantie, gevolgd door gluten- en fructose-intolerantie. Histamine-intolerantie en sorbitol-intolerantie komen minder vaak voor. Dit benadrukt het belang van een individuele voedingsaanpassing bij colitis ulcerosa.

Spijsverteringsenzymen en absorptie

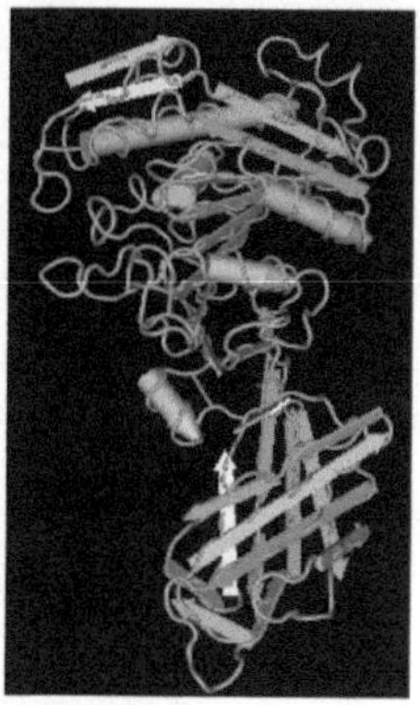

Lipase [i9]

Spijsverteringsenzymen spelen een cruciale rol bij de opname van voedingsstoffen en kunnen bij colitis ulcerosa aangetast zijn. Een exocriene pancreasinsufficiëntie (EPI), dat wil zeggen een onvoldoende productie van spijsverteringsenzymen door de alvleesklier, komt voor bij een aanzienlijk percentage van de patiënten met colitis ulcerosa en kan leiden tot malabsorptie van voedingsstoffen [s28]. De onvoldoende afbraak van voedselcomponenten zoals vetten, eiwitten en koolhydraten door enzymen zoals lipase, protease en amylase kan verschillende klachten veroorzaken. Een onvoldoende vetvertering kan leiden tot diarree, winderigheid en vette ontlasting, terwijl een verstoorde eiwit- of koolhydraatvertering buikpijn, winderigheid en gewichtsverlies kan veroorzaken. Verschillende factoren kunnen bijdragen aan een EPI bij colitis ulcerosa, waaronder auto-immuunreacties die de alvleesklier beschadigen, evenals een terugvloei van darminhoud in de twaalfvingerige darm, wat de enzymactiviteit remt [s28]. Ook een verminderde afscheiding van hormonen die de alvleesklierfunctie stimuleren, kan de enzymlevering beïnvloeden [s28]. De behandeling van EPI bij colitis ulcerosa is complex en tot nu toe onvoldoende onderzocht [s28]. Een dieettherapie kan de klachten verlichten door de opname van voedingsstoffen te optimaliseren en de belasting van de alvleesklier te verminderen. Een vetgemodificeerd dieet met middelgrote triglyceriden (MCT), die in tegenstelling tot lange keten vetten geen afbraak door pancreaslipase vereisen, kan de vetvertering vergemakkelijken. Daarnaast kunnen patiënten profiteren van een op maat gemaakte enzymtherapie. Dit omvat het innemen van pancreasenzympreparaten bij de maaltijden om de ontbrekende enzymen te vervangen en de opname van voedingsstoffen te verbeteren. Hoe een patiënt met EPI profiteert van een dergelijke therapie, blijkt uit de vermindering van symptomen zoals diarree en winderigheid, evenals een verbetering van het gewicht en het algemeen welzijn. Regelmatige medische controle is belangrijk om de effectiviteit van de therapie te monitoren en indien nodig aan te passen.

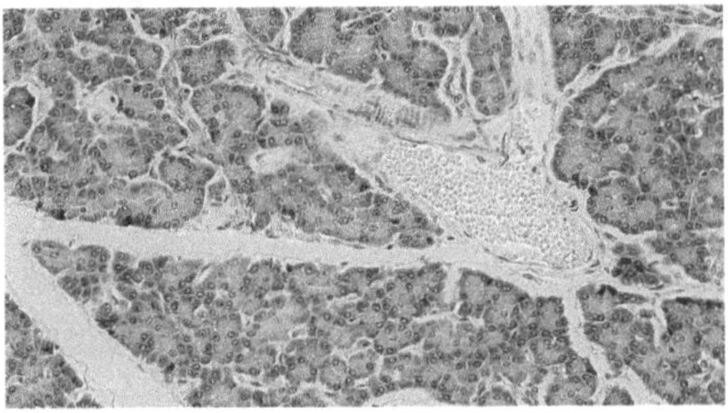

Pancreas [i10]

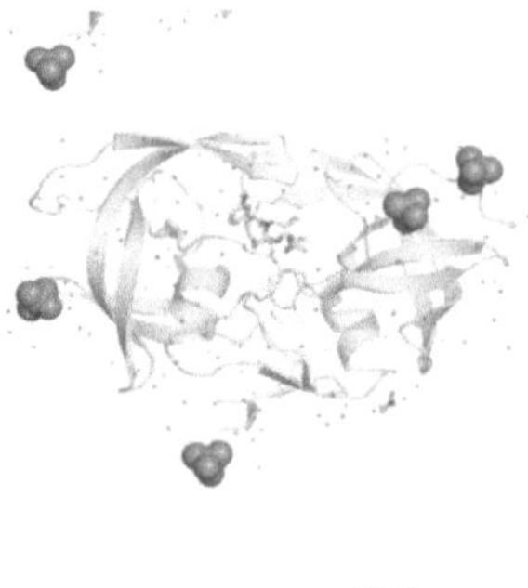

Protease [i11]

Goed om te weten

Exocriene pancreasinsufficiëntie

Een aandoening waarbij de alvleesklier niet voldoende spijsverteringsenzymen produceert, wat kan leiden tot problemen met de opname van voedingsstoffen en vaker voorkomt bij colitis ulcerosa.

Middelgrote triglyceriden

Een speciale soort vet die door het lichaam gemakkelijker kan worden opgenomen dan lange keten vetten en daarom wordt aanbevolen bij colitis ulcerosa en exocriene pancreasinsufficiëntie.

Pancreasenzympreparaten

Geneesmiddelen die spijsverteringsenzymen bevatten en worden ingenomen om de functie van een onvoldoende werkende alvleesklier te ondersteunen en de opname van voedingsstoffen te verbeteren.

Activiteit van spijsverteringsenzymen en nutriëntenabsorptie bij CU

Enzymactiviteit, pH-waarde en nutriëntenabsorptie in relatie tot de ernst van de ontsteking bij colitis ulcerosa.

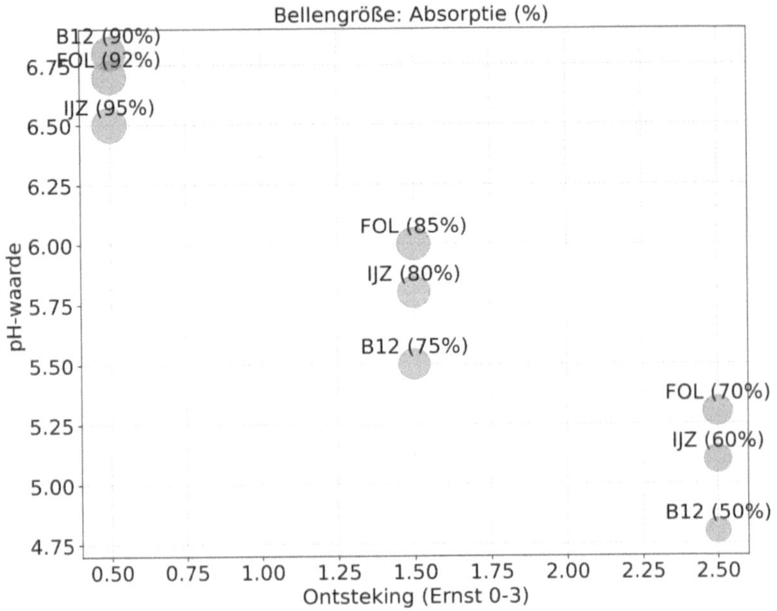

Blasengröße: Absorptie (%)

- B12: Vitamine B12
- FOL: Foliumzuur
- IJZ: IJzer

De grafiek suggereert een verband tussen verhoogde ontsteking en verminderde enzymactiviteit, wat de opname van voedingsstoffen beïnvloedt. Lagere pH-waarden in gebieden met hoge ontsteking kunnen de enzymfunctie verder belemmeren. Met name gebieden met ernstige ontsteking vertonen een aanzienlijk verminderde absorptie van belangrijke voedingsstoffen zoals vitamine B12 en ijzer. Dit benadrukt het belang van het beheersen van ontstekingen om een optimale opname van voedingsstoffen te ondersteunen bij mensen met CU.

Concrete adviezen

- Stel uw maaltijdplan samen volgens het verkeerslichtprincipe: Groen voor goed verdraagbare, geel voor voorwaardelijk verdraagbare en rood voor momenteel onverdraagbare voedingsmiddelen.
- Bouw geleidelijk de tolerantie op voor potentieel problematische voedingsmiddelen zoals peulvruchten door ze te weken en de portiegrootte langzaam te verhogen.
- Maak gebruik van de symptoomvrije periodes om nieuwe voedingsmiddelen in kleine hoeveelheden uit te proberen en uw persoonlijke verdraagbaarheidslijst uit te breiden.
- Creëer uw eigen 'noodmenu' met licht verteerbare gerechten voor acute opvlammingen.
- Varieer de bereiding van groenten: rauwkostsalades in remissie, gestoomde groenten tijdens een opvlamming.
- Vervang koemelk door verdraagbare alternatieven zoals amandel-, kokos- of havermelk en observeer de effecten.
- Kies voor zelfgemaakte smoothies met licht verteerbaar fruit en groenten om de voedingsinname ook bij gebrek aan eetlust te waarborgen.
- Integreer regelmatig omega-3-rijke voedingsmiddelen zoals lijnzaad of chiazaad in uw dieet om ontstekingsprocessen te moduleren.
- Verfijn uw gerechten met verse kruiden zoals peterselie of munt, die de spijsvertering kunnen ondersteunen.
- Drink voor de maaltijden een glas water met een scheutje citroensap om de maagzuurproductie te stimuleren.
- Ontdek de verscheidenheid aan pseudogranen zoals quinoa of amarant als verteerbaar alternatief voor tarwe.
- Let op een voldoende zinkinname, aangezien zinktekort vaak voorkomt bij colitis ulcerosa en de slijmherstel ondersteunt.

Terugblik - 1. Basisprincipes van voeding bij darmaandoeningen

Een evenwichtige voeding speelt een cruciale rol bij chronisch-inflammatoire darmziekten (CED) voor uw welzijn en het verloop van de ziekte. Vooral tijdens acute opvlammingen is de behoefte aan eiwitten verhoogd om het genezingsproces te ondersteunen en spierafbraak te voorkomen. Aangezien de voedselinname in deze fase vaak bemoeilijkt is, kunt u naast licht verteerbare eiwitbronnen zoals vis, mager gevogelte, eieren en gefermenteerde zuivelproducten ook aanvullende eiwitbronnen overwegen. Bespreek met uw arts of diëtist of orale voedingssupplementen, enterale of zelfs parenterale voeding voor u geschikt zijn om aan uw individuele behoefte te voldoen. Vermijd in deze periode zoveel mogelijk rood en bewerkt vlees, omdat dit de darmwand verder kan irriteren. Plantaardige eiwitten uit peulvruchten zijn een goed alternatief, maar moeten goed gekookt worden om de verteerbaarheid te verbeteren.

Een ander belangrijk aspect is de voldoende inname van vitamines en mineralen. CED kan leiden tot malabsorptie, waardoor de opname van belangrijke micronutriënten zoals vitamine B12, foliumzuur, vitamine D en K, evenals mineralen zoals ijzer, calcium en magnesium, wordt beïnvloed. Regelmatige bloedonderzoeken helpen om eventuele tekorten vroegtijdig te herkennen. Bespreek met uw arts of en welke supplementen voor u zinvol zijn. Let vooral bij diarree, die vaak voorkomt bij CED, op een voldoende vocht- en elektrolytaanvoer. Elektrolythoudende dranken kunnen helpen om de verliezen te compenseren. Ook hier is individuele begeleiding door uw arts of diëtist essentieel om de juiste balans te vinden.

Bij de ziekte van Crohn kunnen bovendien bacteriële overgroei in de dunne darm en ontstekingen de opname van voedingsstoffen bemoeilijken. Vooral de opname van vitamine B12 in het terminale ileum is vaak aangetast. De energiebehoefte varieert tijdens het ziekteverloop. Terwijl deze tijdens opvlammingen door ontstekingsprocessen en voedingsstofverliezen toeneemt, normaliseert deze zich meestal weer in remissiefasen. Een vezelrijke voeding kan de darmflora positief beïnvloeden en de vorming van korteketenvetzuren bevorderen, die op hun beurt als energiebron voor de darmwand dienen. Let er echter op dat u in opvlammingsfases voornamelijk oplosbare vezels consumeert, aangezien onoplosbare vezels de klachten kunnen verergeren.

Voedselintoleranties komen vaak voor bij CED en kunnen de symptomen verergeren. Lactose, fructose, histamine en nikkel zijn veelvoorkomende triggers. Houd een voedingsdagboek bij om intoleranties te identificeren en schrap deze voedingsmiddelen tijdelijk van uw menu. Het mediterrane dieet heeft zich bij CED als voordelig bewezen, omdat het rijk is aan ontstekingsremmende voedingsmiddelen. Let bij het plannen van uw voeding op uw individuele behoeften en intoleranties. Aarzel niet om professionele ondersteuning in te schakelen. Een diëtist die gespecialiseerd is in CED kan u helpen een op maat gemaakt voedingsplan op te stellen.

Het implementeren van een aangepaste voeding bij CED kan aanvankelijk uitdagend lijken. Met de juiste ondersteuning en een positieve instelling kunt u echter uw voeding optimaliseren en zo uw kwaliteit van leven aanzienlijk verbeteren. Vergeet niet: een gezonde voeding is geen starre opvatting, maar een proces dat u actief kunt vormgeven.

2. Voedselkeuze en bereiding

Wat komt er dagelijks op uw bord - en hoe goed verdraagt uw darmen de maaltijden? De keuze en bereiding van voedsel speelt een centrale rol bij chronisch-inflammatoire darmziekten voor het persoonlijke welzijn. Met de juiste kennis kunnen klachten vaak aanzienlijk worden verminderd en de levenskwaliteit worden verhoogd. Dit hoofdstuk laat u zien welke voedingsmiddelen bijzonder geschikt zijn en hoe u deze optimaal kunt bereiden. Ontdek hoe u uw voeding stap voor stap kunt optimaliseren - voor meer klachtenvrije dagen.

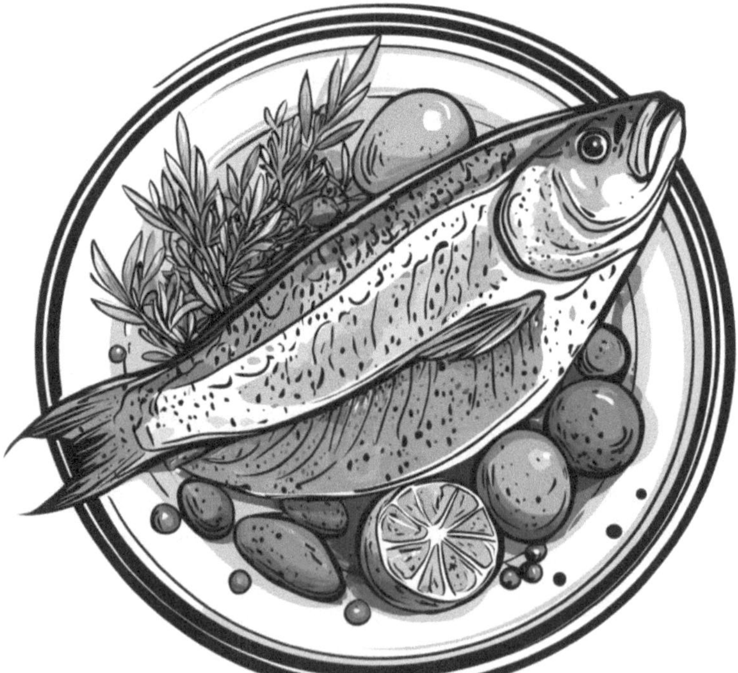

2. 1 Verdraagzame basisvoedingsmiddelen

De juiste keuze van basisvoedingsmiddelen speelt een cruciale rol voor het welzijn bij chronisch-inflammatoire darmziekten. Graanproducten, eiwitbronnen en groenten leveren belangrijke voedingsstoffen, maar kunnen afhankelijk van de individuele verdraagzaamheid ook klachten veroorzaken. FODMAP's, vezels en bepaalde bereidingswijzen beïnvloeden de spijsvertering en moeten doelgericht in overweging worden genomen. Dit gedeelte biedt u een praktisch overzicht van verdraagbare voedselgroepen en hun eigenschappen in de context van CED. Het belicht de uitdagingen van voedselkeuze en geeft eerste aanwijzingen voor een behoeftegerichte voeding. Ontdek hieronder hoe u door een gerichte keuze en bereiding van uw basisvoedingsmiddelen uw klachten kunt verlichten en uw kwaliteit van leven kunt verbeteren.

Bij CED is de verdraagzaamheid van voedingsmiddelen individueel verschillend. Daarom is het belangrijk om de eigen verdraagzaamheid te observeren en het voedingsschema dienovereenkomstig aan te passen, bijvoorbeeld door geleidelijk de vezelinname te verhogen. Goed verdraagbare basisvoedingsmiddelen zijn vaak rijst, glutenvrij brood, quinoa, haver, mager vlees, gevogelte, vis, eieren, lactosevrije zuivelproducten, paddenstoelen en, afhankelijk van de individuele tolerantie, gekookte groenten.

Graanproducten en alternatieven

Bij chronisch-ontstekende darmziekten (CED) vereist de keuze van graanproducten bijzondere aandacht. Tarwe en rogge, rijk aan FODMAPs (fermenteerbare oligo-, di-, monosacchariden en polyolen), kunnen bij sommige patiënten klachten verergeren, omdat deze suikers in de dunne darm slecht worden opgenomen en in de dikke darm worden gefermenteerd [s29] [s30]. Hierdoor kunnen symptomen zoals winderigheid, buikpijn en diarree optreden. Rijst, glutenvrij brood, quinoa en haver, met name pure haverproducten, zijn daarentegen vaak goed verdraagbaar [s29] [s30] [s31]. Laatstgenoemde bevat Beta-Glucan, een oplosbare vezel die de darmgezondheid positief kan beïnvloeden [s31]. Beta-Glucan wordt door de darmflora gefermenteerd, wat de samenstelling van de microbiota gunstig kan veranderen en de productie van korteketenvetzuren (SCFAs) kan stimuleren [s31]. SCFAs dienen als energiebron voor de darmcellen en hebben een ontstekingsremmend effect. Bij coeliakie, een auto-immuunziekte die wordt veroorzaakt door glutenintolerantie, zijn pure haverproducten ook geschikt, maar moet men letten op mogelijke kruisbesmettingen tijdens de verwerking [s31]. Een ontbijt van havermout met rijstdrank en fruit met een laag fructosegehalte (onder andere bananen of bessen) kan dus een

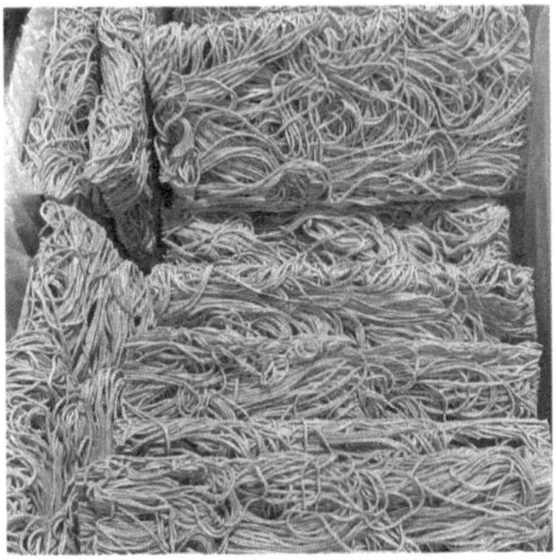

Boekweitmeel [i12]

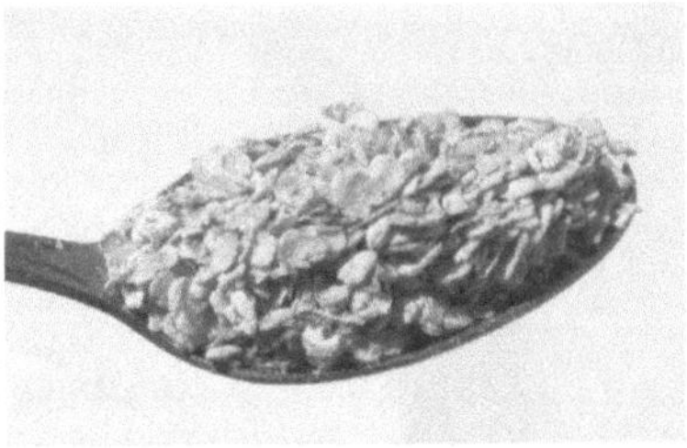

Havermout [i13]

verdraagzame en voedzame optie zijn bij CED. De mediterrane voeding, rijk aan vezels, kan ook positieve effecten op de darmgezondheid hebben door ontstekingsremmende factoren te verminderen [s29]. Echter, de individuele verdraagbaarheid van vezels bij CED verschilt. Terwijl een hoge vezelinname het risico op CED kan verlagen [s29], kunnen vezelrijke voedingsmiddelen bij bestaande klachten ook leiden tot verergering van symptomen [s29]. Daarom is het raadzaam om de vezelinname geleidelijk te verhogen en de individuele reactie van het lichaam te observeren.

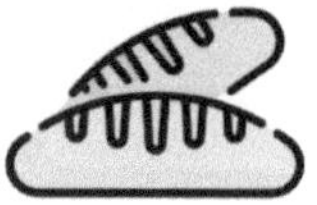

Naast graanproducten bieden plantaardige alternatieven verdere mogelijkheden om het dieet uit te breiden. Sojamelk, rijstmelk of notenmelk kunnen koemelk vervangen en vleesvervangers van soja, tarwegluten of peulvruchten bieden een alternatieve eiwitbron [s32]. Bij fructoseintoleranz zijn voedingsmiddelen met minder dan 3 g fructose per portie en minder dan 0,5 g vrije fructose per 100 g aan te raden [s30]. Boekweitmeel en maïsproducten zijn hier geschikte graanalternatieven [s30]. Inuline, een oplosbare vezel uit planten, werkt als prebioticum en kan de darmgezondheid verbeteren door de groei van nuttige bacteriën te bevorderen en de productie van SCFAs te verhogen [s33]. Echter, inuline kan, net als vezels, bij sommige CED-patiënten bijwerkingen zoals winderigheid veroorzaken [s33]. Daarom is ook hier een voorzichtige dosering en observatie van de individuele verdraagbaarheid belangrijk.

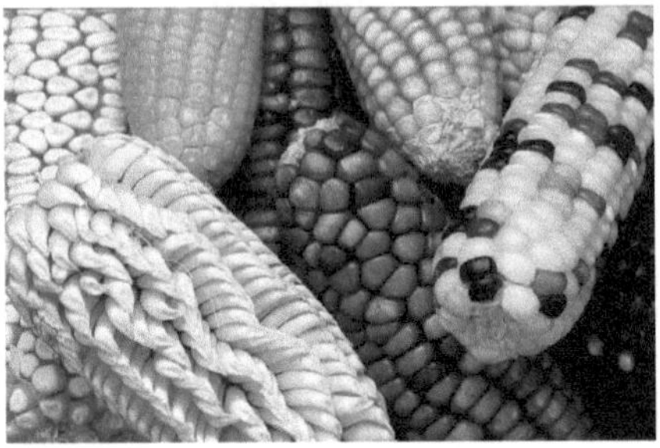

Maïs [i14]

Quinoa [i15]

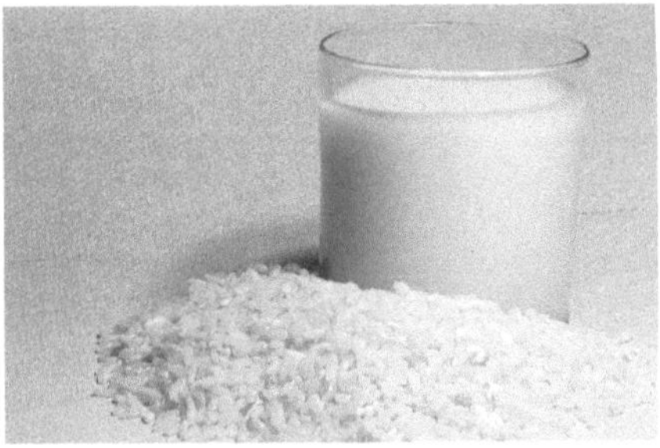

Rijstmelk [i16]

Goed om te weten

Beta-Glucan

Beta-Glucan is een oplosbare vezel die in haver voorkomt. Het kan de darmgezondheid positief beïnvloeden door de groei van nuttige bacteriën te bevorderen en de productie van korteketenvetzuren te stimuleren. Deze vetzuren kunnen ontstekingen in de darm verminderen en de darmcellen van energie voorzien.

FODMAPs

FODMAPs zijn een groep koolhydraten die slecht worden opgenomen in de dunne darm en in de dikke darm gefermenteerd kunnen worden. Bij mensen met CED kan het consumeren van FODMAPs leiden tot klachten zoals winderigheid, buikpijn en diarree. Een vermindering van FODMAPs in de voeding kan helpen deze symptomen te verlichten.

Inuline

Inuline is een oplosbare vezel die in veel planten voorkomt, waaronder cichorei, topinamboer en uien. Het werkt als prebioticum, wat betekent dat het de groei van nuttige bacteriën in de darm bevordert. Inuline kan de darmgezondheid verbeteren, maar kan bij sommige mensen winderigheid veroorzaken.

Mediterrane voeding

De mediterrane voeding is rijk aan fruit, groenten, volle granen, peulvruchten, vis en olijfolie. Het is arm aan rood vlees en bewerkte voedingsmiddelen. Studies suggereren dat de mediterrane voeding ontstekingsremmend werkt en het risico op CED kan verlagen.

Verdraagzaamheid van granen

Verdraagzaamheid van verschillende graansoorten

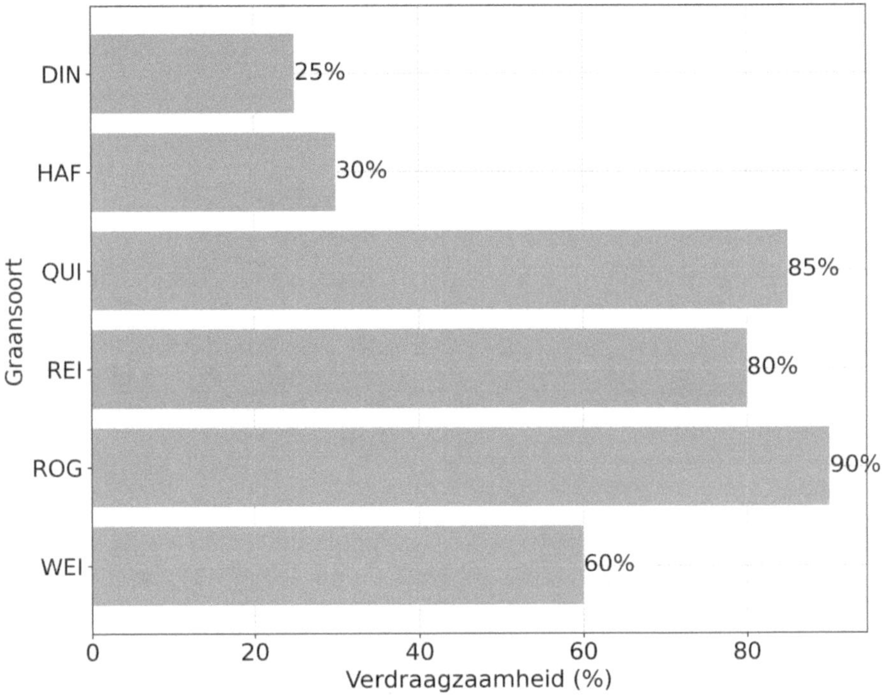

DIN: Dinkel

HAF: Haver

QUI: Quinoa

REI: Rijst

ROG: Rogge

WEI: Tarwe

Haver, rijst en quinoa vertonen een hoge verdraagzaamheid. Tarwe en rogge hebben een lagere verdraagzaamheid en moeten indien nodig worden beperkt of vermeden. Dinkel ligt in het middensegment en de verdraagzaamheid kan individueel verschillen.

Eiwitrijke voedingsmiddelen

Eiwit is essentieel voor het lichaam, vooral voor de opbouw en reparatie van weefsels, wat bijzonder relevant is bij chronisch-ontstekingsziekten van de darmen (CED). Geschikte eiwitbronnen bij CED zijn mager vlees, gevogelte, vis, eieren en bepaalde zuivelproducten – met name lactosevrije varianten, die door veel betrokkenen beter worden verdragen [s34] [s35]. Zo kan bijvoorbeeld een yoghurt van soja of een lactosevrije melk een goede vervanging voor koemelkproducten zijn. Naast dierlijke producten bieden ook paddenstoelen een waardevolle eiwitbron [s36]. Met een gemiddelde eiwitinhoud van 23,80 g per 100 g droge stof vormen ze een kosteneffectieve en hoogwaardige alternatieve bron die bovendien alle essentiële aminozuren levert [s36]. Hun bioverfügbarkeit voor het lichaam (60-70%) kan door verschillende bereidingswijzen verder worden verbeterd [s36]. Paddenstoelen kunnen veelzijdig in het dieet worden geïntegreerd – of het nu als bijgerecht, in soepen, sauzen of als onderdeel van vegetarische gerechten is. Het is cruciaal bij CED om de individuele verdraagzaamheid van voedingsmiddelen te observeren en eventueel een persoonlijk "stoplichtsysteem" te ontwikkelen, zoals sommige betrokkenen doen [s35]. Zo kunt u op lange termijn een uitgebalanceerd en verdraagzaam voedingsplan opstellen dat aan uw individuele behoeften voldoet.

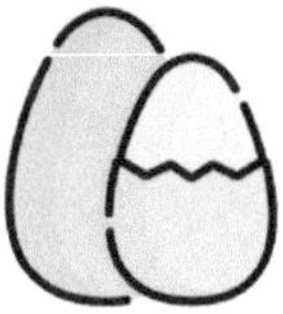

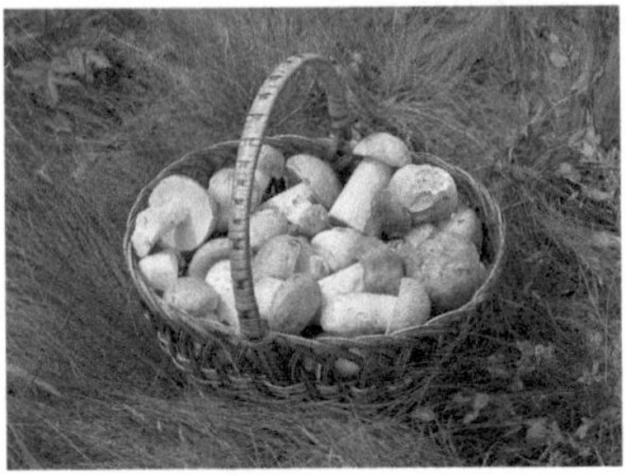

Paddenstoel [i17]

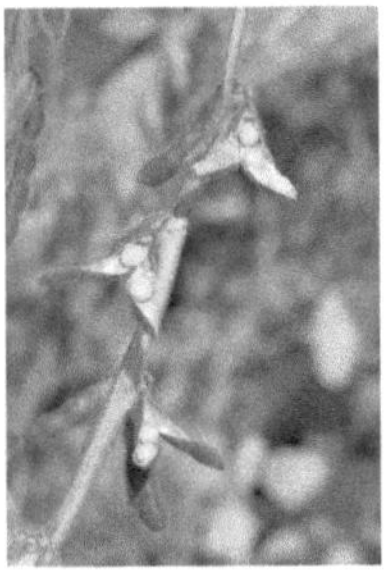

Sojaboon [i18]

Goed om te weten

Bioverfügbarkeit

De bioverfügbarkeit geeft aan hoe goed een voedingsstof door het lichaam kan worden opgenomen en benut. Verschillende factoren, zoals de bereiding van de voedingsmiddelen of de combinatie met andere voedingsmiddelen, kunnen de bioverfügbarkeit beïnvloeden. Bij CED is het belangrijk om voedingsmiddelen en bereidingswijzen te kiezen die een hoge bioverfügbarkeit van de voedingsstoffen waarborgen.

Essentiële aminozuren

Essentiële aminozuren zijn eiwitbouwstenen die het lichaam niet zelf kan aanmaken en daarom via de voeding moet opnemen. Ze zijn belangrijk voor de opbouw en reparatie van weefsels, de immunfunctie en vele andere stofwisselingsprocessen. Bij CED kan de opname van voedingsstoffen, inclusief aminozuren, verstoord zijn, daarom is het belangrijk om voldoende hoogwaardige eiwitbronnen te consumeren die alle essentiële aminozuren leveren.

Lactose-intolerantie

Bij lactose-intolerantie ontbreekt het lichaam aan het enzym lactase, dat nodig is voor de vertering van de melksuiker lactose. Onverteerde lactose kan in de darm leiden tot klachten zoals winderigheid, buikpijn en diarree, wat de symptomen van CED kan verergeren. Lactosevrije producten stellen betrokkenen in staat om van zuivelproducten te genieten zonder deze bijwerkingen.

Eiwitbronnen voor IBD

Verdeling van plantaardige en dierlijke eiwitten voor een gezond IBD-dieet.

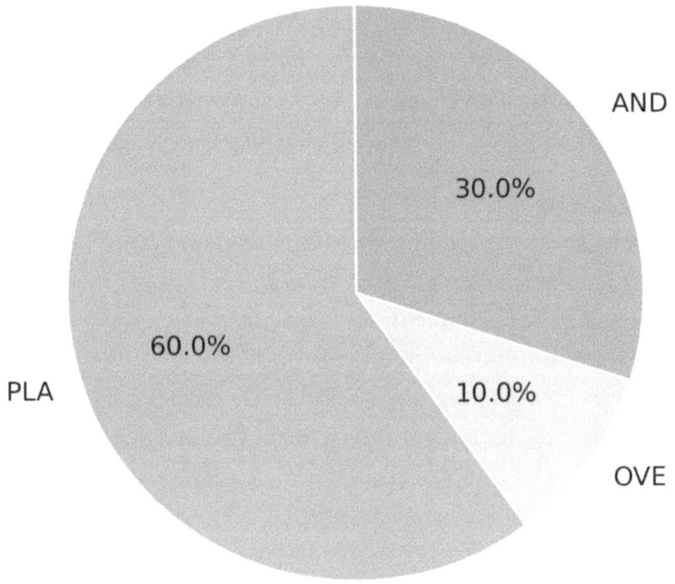

- AND: Magere dierlijke eiwitten (vis, gevogelte, eieren)
- OVE: Andere eiwitbronnen (Griekse yoghurt, quinoa)
- PLA: Plantaardige eiwitten (peulvruchten, tofu, noten, zaden)

Deze grafiek visualiseert een gebalanceerde eiwitinname met de nadruk op plantaardige bronnen, die over het algemeen milder zijn voor het spijsverteringsstelsel tijdens IBD-opflakkeringen. Hoewel magere dierlijke eiwitten zijn opgenomen, weerspiegelt het hogere aandeel plantaardige eiwitten de focus op vezelrijke en voedzame voedingsmiddelen die de darmgezondheid ondersteunen.

Groentesoorten en bereidingswijzen

Groenten leveren vitamines, mineralen en vezels die belangrijk zijn voor een gezonde voeding. Bij chronisch-ontstekingsziekten van de darmen (CED) is de keuze en bereiding echter cruciaal om klachten te minimaliseren. Terwijl sommige groentesoorten rijk zijn aan vezels die de darmgezondheid bevorderen, kunnen andere, vooral gasvormende groentesoorten zoals broccoli, kool of uien, bij sommige patiënten leiden tot verhoogde winderigheid en buikpijn. Daarom is het raadzaam om gasvormende groenten die rijk zijn aan fodmaps eerst in kleine hoeveelheden te testen of in gekookte vorm te consumeren, aangezien dit de verdraagzaamheid kan verbeteren. Groenten die zijn toegestaan in het specifieke koolhydraatdieet (SCD), zoals wortelen, courgette of spinazie, kunnen meestal probleemloos worden gegeten, omdat ze arm zijn aan complexe koolhydraten die volgens de SCD kunnen leiden tot bacteriële dysbiose en daarmee tot ontstekingen. Ook het auto-immuunprotocol-dieet (AIP) biedt een richtlijn door de focus te leggen op groenten die geen nachtschade zijn, zoals groene bladgroenten, asperges of bloemkool. Zo kan gestoomde bloemkool met gestoomde vis en rijst een goed verdraagbare en voedzame maaltijd binnen het AIP vormen. De bereiding speelt ook een belangrijke rol. Stomen,

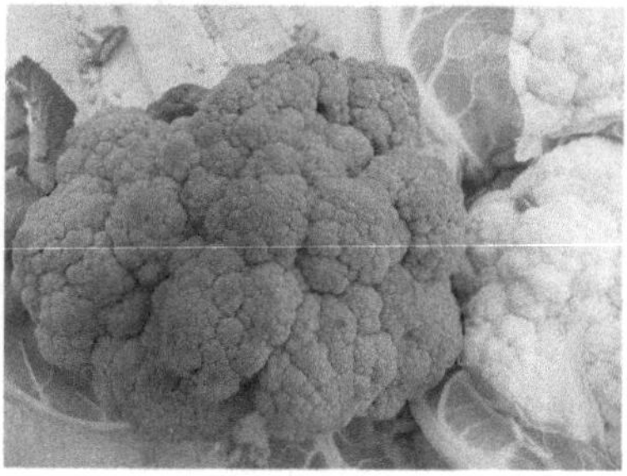

Bloemkool [i19]

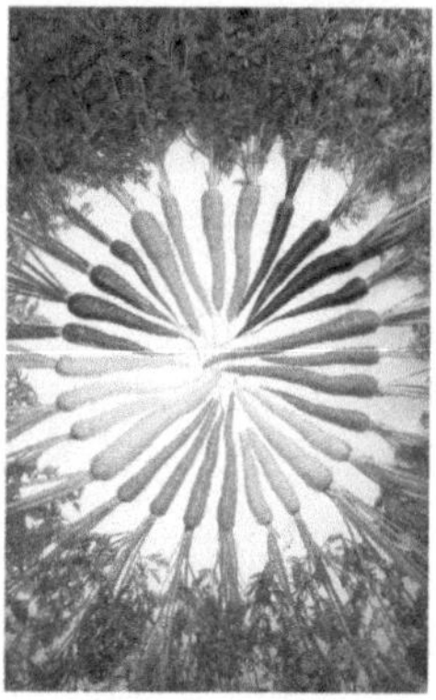

Wortelen [i20]

koken of koken maakt groenten zachter en gemakkelijker verteerbaar. Rauwe groenten zijn bij CED vaak minder goed verdraagbaar, vooral

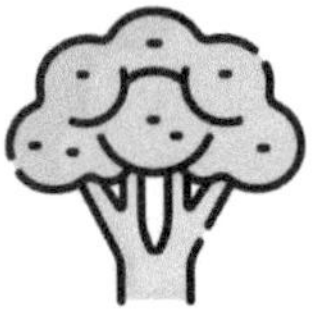

in actieve ziekteperiodes. Gepureerde soepen of smoothies van goed verdraagbare groentesoorten kunnen een milde alternatieve bieden en de opname van voedingsstoffen vergemakkelijken. Het is belangrijk om de individuele verdraagzaamheid van verschillende groentesoorten en bereidingswijzen te observeren en het voedingsschema dienovereenkomstig aan te passen. Irritable Bowel Syndrome – FODMAP Trigger Food List. Monash University.

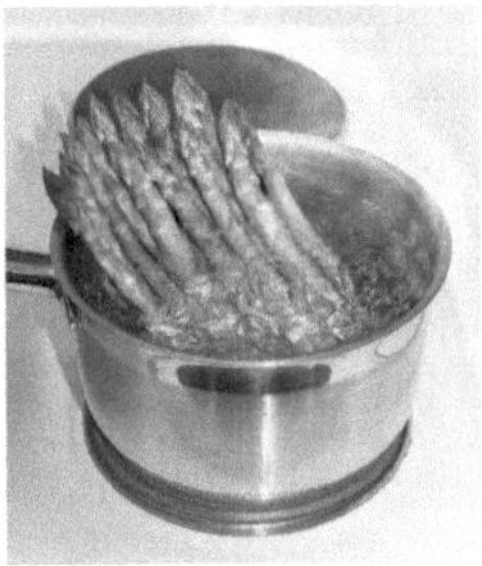

Asperges [i21]

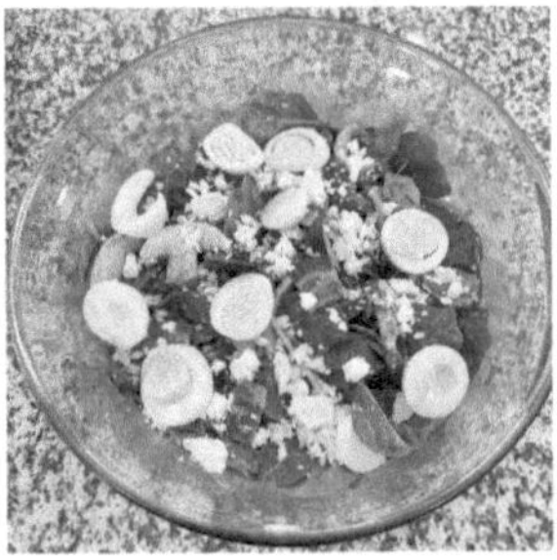

Spinazie [i22]

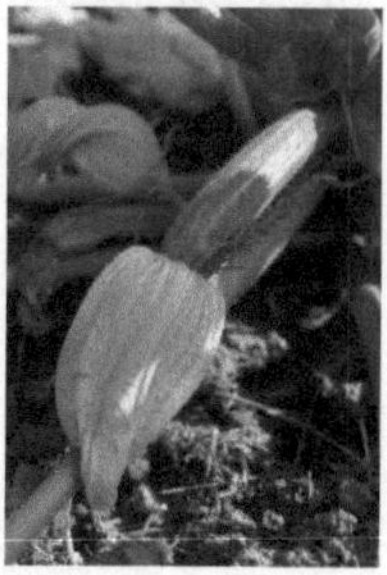

Courgette [i23]

Verdraagbaarheid van groenten bij IBD op basis van bereidingswijze

Visualisatie van de verdraagbaarheid van groenten per kookmethode.

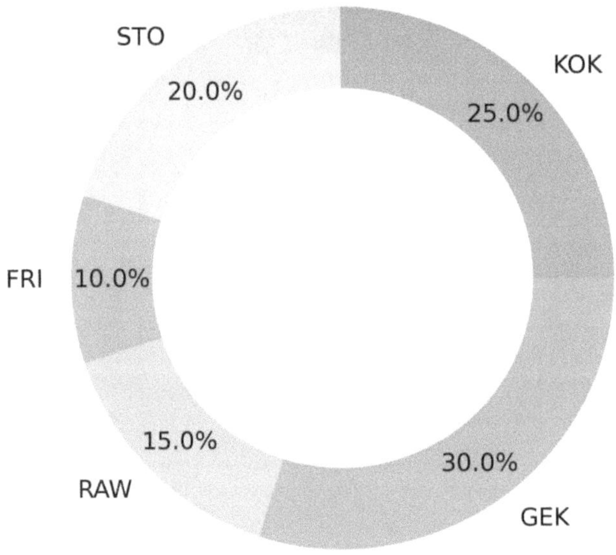

FRI: Gefrituurd

KOK: Gekookt

STO: Geroosterd

GEK: Gestoomd

RAW: Rauw

Gestoomde en gekookte groenten vertonen de hoogste verdraagbaarheid, waarschijnlijk vanwege hun zachtere textuur en verminderde vezelgehalte in vergelijking met rauwe of gebakken groenten. Dit suggereert dat patiënten met IBD baat kunnen hebben bij het kiezen van deze bereidingswijzen om spijsverteringsongemakken te minimaliseren. Geroosterde groenten bieden een compromis, maar rauwe en gebakken opties worden over het algemeen minder goed verdragen en moeten met voorzichtigheid worden geconsumeerd.

Concrete adviezen

- Ontdek de wereld van gierst en experimenteer met verschillende gierstsoorten zoals bruine gierst of gouden gierst in uw recepten.
- Maal goed verdraagbare granen zoals rijst of haver zelf en bak er vers brood of broodjes van.
- Bereid een romige graanpap van gekookte rijst, amandelmelk en specerijen zoals kaneel of kardemom.
- Rooster goed verdraagbare noten en zaden en gebruik deze als topping voor salades of soepen om waardevolle voedingsstoffen en textuur toe te voegen.
- Kook aardappelen met schil en pureer ze vervolgens met wat goed verdraagbare bouillon en kruiden tot een romige soep.
- Vervang traditionele pasta door zelfgemaakte groentepasta van courgette, wortelen of zoete aardappelen.
- Creëer kleurrijke en voedzame Buddha bowls met verschillende goed verdraagbare granen, groenten en eiwitten.
- Bereid een warme graanovenschotel met goed verdraagbaar fruit en noten als vullend en heilzaam ontbijt of dessert.
- Kiem goed verdraagbare granen zoals quinoa of boekweit om hun voedingswaarde en verteerbaarheid te verhogen.
- Integreer regelmatig topinamboer, gekookt of gepureerd, in uw dieet en profiteer van het prebiotische inuline.
- Ontdek de verscheidenheid aan glutenvrije meelsoorten en experimenteer met teff-, kokos- of amandelmeel in uw bakcreaties.

2. 2 Kritische voedselgroepen

Zuivelproducten, vezels en specerijen/additieven spelen een cruciale rol bij chronisch-inflammatoire darmziekten (CED). Hun effecten op de ziekteactiviteit zijn complex en soms tegenstrijdig. Terwijl sommige voedingsmiddelen ontstekingen kunnen bevorderen of de darmflora negatief kunnen beïnvloeden, bieden andere het potentieel om symptomen te verlichten en de darmgezondheid te ondersteunen. Dit gedeelte belicht de huidige wetenschappelijke inzichten over deze kritische voedselgroepen en hun invloed op CED. Zowel de potentiële risico's als de kansen die gerichte consumptie of onthouding kan bieden, worden besproken. Krijg helderheid over de invloed van uw voeding op CED en ontdek hoe u uw voedselkeuze kunt optimaliseren.

Bij CED is een individuele voedingsaanpassing, die sterk bewerkte voedingsmiddelen met toevoegingen vermindert en de focus legt op verse ingrediënten, kruiden en specerijen, aan te raden.

Zuivelproducten en vervangende producten

Zuivelproducten zijn in de context van chronisch-inflammatoire darmziekten (CED) een controversieel onderwerp. Terwijl sommige studies een hoog verbruik van zuivelproducten bij CED-patiënten observeren [s37], wijzen andere erop dat zuivelproducten geen ontstekings-biomarkers verhogen en zelfs ontstekingsremmende effecten kunnen hebben [s38]. Er zijn geen duidelijke aanwijzingen dat CED-patiënten vaker lijden aan laktoseintoleranz dan de algemene bevolking [s39]. Desondanks wordt bij acute opvlammingen of bestaande lactose-intolerantie het vermijden van zuivelproducten aanbevolen [s40]. Als vervanging zijn calciumverrijkte plantaardige alternatieven of gefermenteerde zuivelproducten aan te raden [s40]. Laatstgenoemden, zoals natuurlijke yoghurt of kefir, worden vaak beter verdragen, omdat de aanwezige micro-organismen lactase produceren, die de melksuiker lactose afbreekt [s39]. Verwerkte kaas en room kunnen worden vervangen door gefermenteerde kaassoorten. Gezoete yoghurts bevatten vaak veel suiker, daarom zijn natuurlijke yoghurts, waaraan men zelf zoetstof toevoegt, beter geschikt [s38]. Hardkaas, yoghurt en kefir bevatten bovendien minder lactose [s38]. Bij problemen met de verdraagzaamheid kunnen lactosevrije varianten en kleinere porties verspreid over de dag helpen [s38].

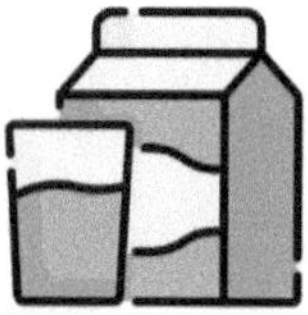

De rol van de in zuivelproducten aanwezige TGF-β, een groeifactor die betrokken is bij de immunoregulatie, vereist verder onderzoek in verband met CED [s40]. Hoewel zuivelproducten calcium en andere belangrijke voedingsstoffen leveren [s41], zijn de effecten op de ziekteactiviteit en de darmflora bij CED nog niet volledig opgehelderd en onderwerp van verder onderzoek [s37].

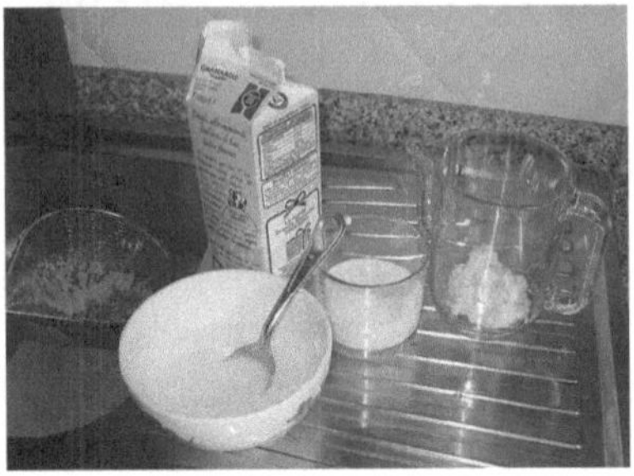

Kefir [i24]

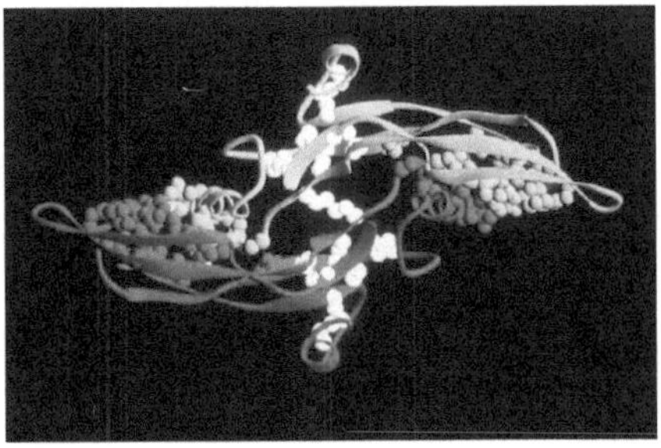

TGF-bèta [i25]

Goed om te weten

Biomarkers

Biomarkers zijn meetbare biologische parameters die op een bepaalde toestand of ziekte kunnen wijzen. In verband met CED kunnen biomarkers bijvoorbeeld de ontstekingsactiviteit aangeven.

Calcium

Calcium is een belangrijke mineraal voor de botopbouw en de spierfunctie. Aangezien zuivelproducten een belangrijke bron van calcium zijn, is het bij het vermijden ervan belangrijk om alternatieve calciumbronnen te gebruiken om een tekort te voorkomen.

Gefermenteerde zuivelproducten

Bij de fermentatie van zuivelproducten zetten bacteriën melksuiker om in melkzuur. Hierdoor bevatten gefermenteerde producten zoals yoghurt of kefir minder lactose en zijn ze vaak gemakkelijker verteerbaar. De aanwezige bacterieculturen kunnen bovendien een positieve invloed hebben op de darmflora.

Lactase

Lactase is een enzym dat in de dunne darm wordt geproduceerd en de melksuiker lactose in zijn componenten glucose en galactose afbreekt. Deze enkelvoudige suikers kunnen vervolgens door het lichaam worden opgenomen.

Voedingsvergelijking: Zuivel versus alternatieven (Relevant voor IBD)

Belangrijke voedingsstoffen in zuivel en veelgebruikte vervangers

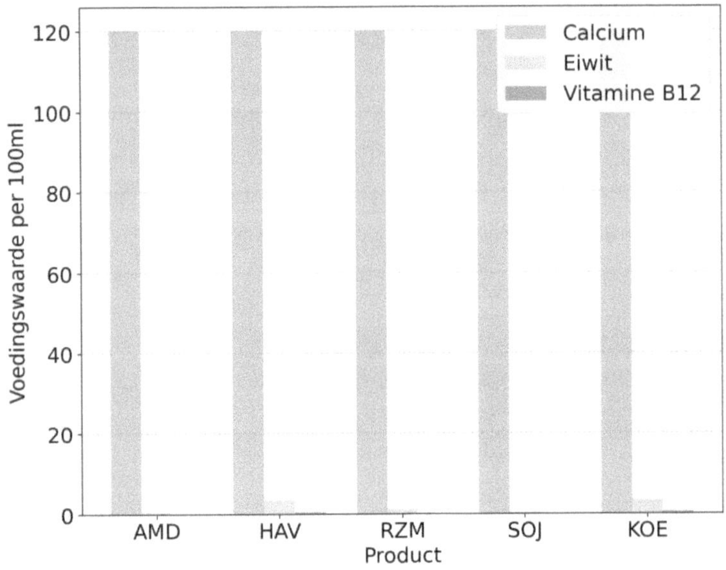

AMD: Amandelmelk

HAV: Havermelk

KOE: Koemelk

RZM: Rijstmelk

SOJ: Sojamelk

Deze grafiek laat de verschillende voedingsprofielen zien van koemelk en plantaardige alternatieven. Koemelk is rijk aan calcium en eiwitten, en sommige alternatieven zoals soja- en amandelmelk kunnen vergelijkbare hoeveelheden bieden met verrijking. Vitamine B12, van nature aanwezig in koemelk, ontbreekt echter vaak in plantaardige opties, tenzij het specifiek is toegevoegd. Personen met IBD die zuivelalternatieven overwegen, moeten hun voedingsbehoeften zorgvuldig beoordelen en verrijkte opties of supplementen kiezen om tekorten te voorkomen.

Vezelrijke voedingsmiddelen

Vezels spelen een belangrijke rol voor de darmgezondheid, vooral bij chronisch-inflammatoire darmziekten. Een hoge vezelinname wordt in verband gebracht met een lagere incidentie van de ziekte van Crohn, terwijl de relatie met colitis ulcerosa nog onduidelijk is [s42]. Vezels dragen bij aan de stabiliteit van het darmslijmvlies en kunnen ontstekingen verminderen, vaak door interactie met de darmflora [s42]. Ze bevorderen de groei van een diverse darmflora, die op haar beurt schadelijke bacteriën onderdrukt door te concurreren om voedingsstoffen en vestigingsplaatsen [s43]. De fermentatie van vezels door de micro-organismen in de darm produceert korteketenvetzuren (SCFA's). Deze dienen als energiebron voor de darmcellen en ondersteunen de weefselintegriteit [s43]. Een hoge vezelinname kan de ziekteprogressie bij de ziekte van Crohn vertragen en de levenskwaliteit van de betrokkenen verbeteren [s42]. Vezels vergroten bovendien het stoelgangvolume, wat bijdraagt aan de verdunning van gifstoffen en de druk in de dikke darm verlaagt [s43]. Wie zijn vezelinname wil verhogen, kan bijvoorbeeld volkorenproducten, peulvruchten, fruit en groenten in zijn dieet opnemen. De westerse voeding is vaak vezelarm, wat kan leiden tot een minder diverse darmflora [s43]. In tegenstelling tot de mediterrane_ernaehrung, die rijk is aan vezels en een gezonde darmflora bevordert [s44].

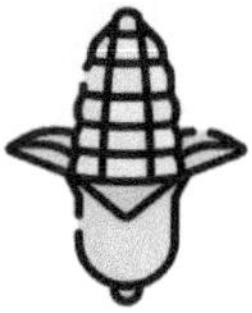

Goed om te weten

Colitis ulcerosa

Colitis ulcerosa is een chronisch-inflammatoire darmziekte die de dikke darm en het rectum aantast. Het veroorzaakt ontstekingen en zweren in het darmslijmvlies en leidt tot symptomen zoals bloederige diarree, buikpijn en gewichtsverlies. De juiste voeding kan helpen om de symptomen te verlichten en opvlammingen te voorkomen.

Vezelgehalte en verdraagzaamheid van voedselgroepen bij IBD

Vezelgehalte en verdraagzaamheid van veelvoorkomende voedselgroepen voor personen met IBD, gecategoriseerd per typische portiegrootte.

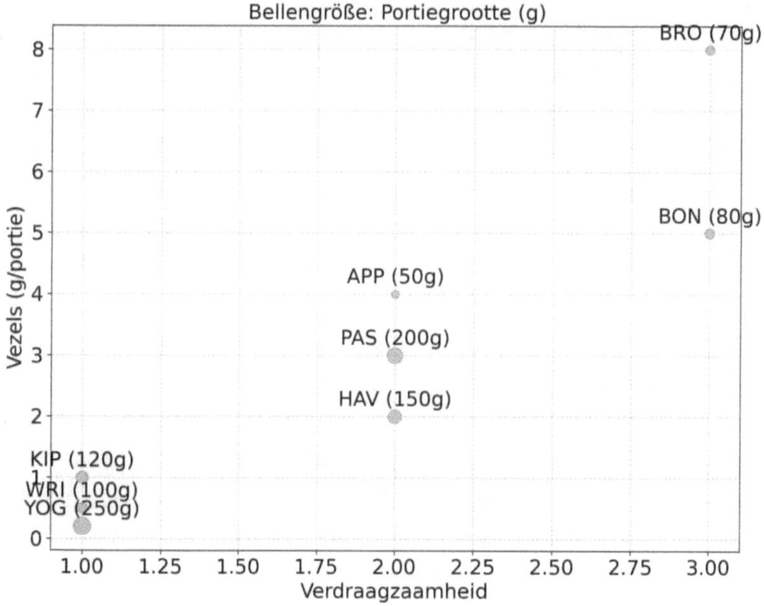

Blasengröße: Portiegrootte (g)

APP: Appel (geschild)	BON: Bonen
BRO: Broccoli	HAV: Havermout
KIP: Kip	PAS: Pasta
WRI: Witte Rijst	YOG: Yoghurt (naturel)

Over het algemeen hebben goed verdragen voedingsmiddelen de neiging om een lager vezelgehalte te hebben, terwijl sommige vezelrijke voedingsmiddelen, hoewel voedzaam, problemen kunnen opleveren voor personen met IBD. Portiegrootte speelt een cruciale rol bij het beheersen van de vezelinname, vooral voor matig verdragen voedingsmiddelen. Zorgvuldige selectie en portiecontrole van zelfs vezelrijke opties kunnen bijdragen aan een uitgebalanceerd dieet en tegelijkertijd spijsverteringsongemakken minimaliseren.

Kruiden en additieven

Kruiden en additieven kunnen bij chronisch-ontstekingsziekten van de darmen (CED) zowel positieve als negatieve effecten op het ziekteverloop hebben. Terwijl sommige kruiden ontstekingsremmende eigenschappen bezitten, kunnen bepaalde additieven ontstekingen bevorderen of de darmflora negatief beïnvloeden. De internationale organisatie voor het onderzoek naar ontstekingsziekten van de darmen raadt het consumeren van voedingsmiddelen met hoge hoeveelheden additieven zoals emulgatoren, verdikkingsmiddelen en sulfideverbindingen af [s45]. Deze stoffen kunnen een nadelige invloed hebben op het verloop van CED. Emulgatoren worden bijvoorbeeld verdacht de darmbarrière te verstoren en ontstekingen te verergeren [s46]. Ook conserveermiddelen, antioxidanten en smaakversterkers kunnen de samenstelling van de darmflora veranderen en zo de darmgezondheid beïnvloeden [s46]. Kunstmatige zoetstoffen staan ook ter discussie, omdat ze de darmflora en de stofwisseling kunnen beïnvloeden [s46] [s47]. Kruiden daarentegen bieden vaak positieve effecten. Gember en komijn worden ontstekingsremmende eigenschappen toegeschreven en kunnen zo een positieve bijdrage leveren aan de verlichting van CED-symptomen [s48]. Polyfenolrijke voedingsmiddelen kunnen ook ontstekingsremmend werken en de darmbarrière versterken [s45]. Wie zijn voeding wil aanpassen, zou daarom meer moeten inzetten op natuurlijke kruiden en sterk bewerkte voedingsmiddelen met veel additieven moeten vermijden. Een overstap naar verse, onbewerkte ingrediënten en het gebruik van kruiden en specerijen voor smaak kan een eerste stap zijn.

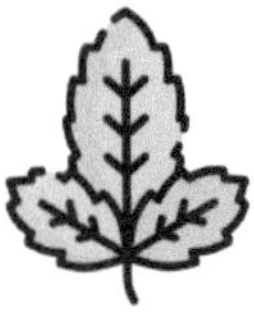

Goed om te weten

Chronisch-ontstekingsziekten van de darmen

Chronisch-ontstekingsziekten van de darmen (CED) zijn een groep van aandoeningen die het spijsverteringsstelsel aantasten en leiden tot aanhoudende ontstekingen. De meest voorkomende vormen van CED zijn de ziekte van Crohn en colitis ulcerosa. De symptomen kunnen variëren van buikpijn en diarree tot ernstige complicaties. Voeding speelt een belangrijke rol bij de behandeling van CED.

Conserveermiddelen

Conserveermiddelen worden aan voedingsmiddelen toegevoegd om de groei van micro-organismen zoals bacteriën of schimmels te remmen en zo de houdbaarheid te verlengen. Bij gevoelige personen met CED kunnen bepaalde conserveermiddelen de darmflora verstoren en ontstekingen bevorderen.

Polyfenolrijke voedingsmiddelen

Polyfenolrijke voedingsmiddelen bevatten een groep antioxidanten die in planten voorkomen. Voorbeelden hiervan zijn bessen, druiven, pure chocolade en groene thee. Polyfenolen kunnen ontstekingsremmend werken en de darmbarrière versterken, wat voordelig kan zijn voor mensen met CED.

Specerijverdraagzaamheid

Verdraagzaamheid van specerijen bij IBD

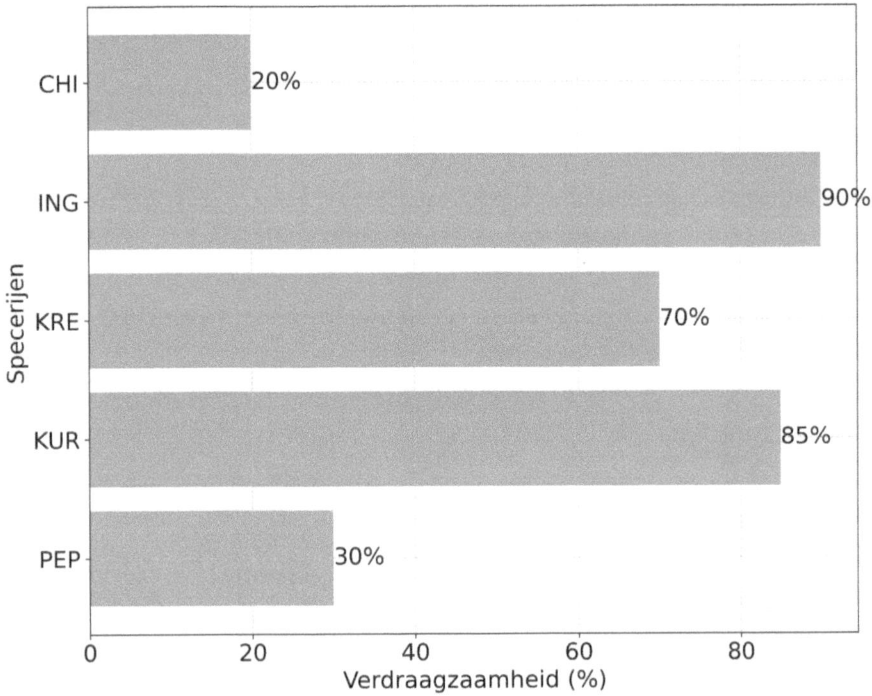

CHI: Chili

KOM: Komijn

PEP: Peper

GEM: Gember

KUR: Kurkuma

Kurkuma en gember vertonen de beste verdraagzaamheid, gevolgd door komijn. Chili en peper hebben een aanzienlijk lagere verdraagzaamheid en moeten met voorzichtigheid worden geconsumeerd. De individuele reacties kunnen echter variëren.

Concrete adviezen

- ○ Verwerk rijp fruit tot puree om de vezels beter verteerbaar te maken en tegelijkertijd vitamines te behouden.
- ○ Droog zelf kruiden en specerijen om de volle aromakracht en controle over de ingrediënten te waarborgen.
- ○ Bereid zelf groentebouillon en vries deze portiegewijs in, zodat u altijd een smaakvolle basis voor soepen en sauzen bij de hand heeft.
- ○ Vervang geraffineerde suiker door natuurlijke zoetstoffen zoals dadels, honing of ahornsiroop – met mate.
- ○ Gebruik milde oliën zoals olijfolie of kokosolie voor de bereiding van uw gerechten.
- ○ Eet bewust en langzaam om uw spijsvertering te ondersteunen en verzadigingssignalen waar te nemen.
- ○ Plan uw maaltijden van tevoren om stress te verminderen en impulsaankopen van sterk bewerkte voedingsmiddelen te vermijden.
- ○ Kies bij zuivelproducten bij voorkeur lactosearme varianten zoals harde kaas of yoghurt en test uw individuele tolerantiegrens.
- ○ Let op de kwaliteit van uw voedsel en geef de voorkeur aan regionale en seizoensgebonden producten.

2. 3 Zachte kookmethodes

Zachte kookmethoden zijn essentieel voor een verdraagzaam en toch voedingsrijk dieet bij chronisch-inflammatoire darmziekten (CED). Ze minimaliseren de belasting van het gevoelige spijsverteringsstelsel en vergemakkelijken de opname van voedingsstoffen, vooral in acute fasen. Het is belangrijk om de juiste methode voor elk voedingsmiddel te kiezen en ongewenste irriterende stoffen te vermijden. Dit hoofdstuk presenteert verschillende zachte kooktechnieken zoals stomen, stoven en lage-temperatuurmethoden en legt uit hoe ze de spijsvertering ondersteunen en de opname van voedingsstoffen optimaliseren. Ook het pureren en passeren als mogelijkheid om de voedselconsistentie aan te passen wordt toegelicht. Ontdek hoe u met de juiste bereiding smakelijke en goed verdraagbare gerechten kunt creëren die voldoen aan uw individuele behoeften bij CED.

Stomen en stoven behouden vitamines en vergemakkelijken de spijsvertering, vooral bij CED, omdat ze de vezels zachter maken en weinig tot geen vet nodig hebben.

Stomen en smoren

Stomen en smoren behoren tot de meest zachte kookmethoden en zijn daarom bijzonder geschikt voor chronisch-ontstekingsziekten van de darmen. Ze behouden vitamines en voedingsstoffen, omdat de voedingsmiddelen niet direct in vet worden gekookt en slechts kort worden verhit. Vezels worden zachter, wat de spijsvertering vergemakkelijkt en het geïrriteerde darmslijmvlies ontziet. Bovendien is er weinig tot geen vet nodig, wat vooral voordelig is bij vetintoleranties, die vaak gepaard gaan met CED. Bij het stomen wordt het voedsel gaar in de hete waterdamp, zonder dat het voedsel direct in contact komt met het water. Hierdoor blijven wateroplosbare vitamines zoals Vitamine C en B-vitamines grotendeels behouden. Stomen is uitstekend geschikt voor groenten zoals broccoli of wortelen, maar ook voor vis en vlees. Een stoominzet voor de kookpan is een kosteneffectieve optie. Zo wordt een normale pan in een handomdraai een stoomkoker. Ook speciale stoomkookapparaten, die meestal meerdere niveaus bieden voor het gelijktijdig koken van verschillende voedingsmiddelen, zijn in de handel verkrijgbaar. Smooren daarentegen kookt voedingsmiddelen in weinig vloeistof. De ontstane damp zorgt voor een zachte bereiding. In tegenstelling tot stomen neemt het voedsel de smaak van de gebruikte vloeistof – water, bouillon of zelfs vruchtensap – aan. Smooren is bijzonder goed geschikt voor kwetsbare groenten zoals bladspinazie of courgette, maar ook voor mals vlees. Een belangrijk aspect bij het smoren is de keuze van de juiste pan. Een pan met een zware bodem en een goed sluitend deksel verdeelt de hitte gelijkmatig en voorkomt aanbranden. Zowel stomen als smoren bieden veelzijdige mogelijkheden voor bereiding. Men kan kruiden en specerijen direct aan het voedsel of in het stoom-/smoorwater toevoegen om de smaak te intensiveren. Zo geeft verse gember gestoomde vis een bijzondere toets. Ook marinades kunnen voor het koken worden gebruikt. Hierbij moet men echter vermijden om sterk irriterende ingrediënten zoals chili of peper te gebruiken, die bij CED klachten kunnen veroorzaken. De kooktijden variëren afhankelijk van het voedsel en de gewenste beet. Groenten moeten beetgaar, maar niet te zacht worden gestoomd of gesmoord. Om het vitaminegehalte optimaal te behouden, zijn korte kooktijden ideaal. Vis en vlees worden doorgaans iets langer gaar. Een kerntemperatuurmeting biedt zekerheid of het voedsel goed gaar is. Naast de zachte bereiding bieden stomen en smoren verdere voordelen voor mensen met CED. De lichte verteerbaarheid van de zo bereide gerechten ontlast de darmen. Door de zachte kookmethode blijven de voedingsmiddelen bovendien aantrekkelijk in kleur en vorm, wat de eetlust stimuleert. Een gevarieerd menu met gestoomde of gesmoorde groenten, vis en vlees draagt bij aan een evenwichtige voeding, die bij chronisch-ontstekingsziekten van de darmen bijzonder belangrijk is.

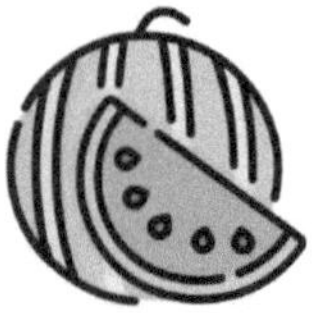

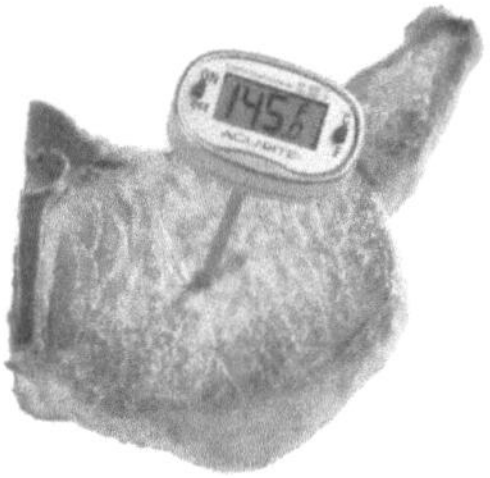

Kerntemperatuurmeting [i26]

Wie op zoek is naar een licht verteerbare en tegelijkertijd smakelijke bereidingswijze, vindt in stomen en smoren ideale kookmethoden. Ze maken een voedingsstofbehoudende bereiding van verschillende voedingsmiddelen mogelijk en ondersteunen zo een darmvriendelijke voeding. Door het vermijden van te veel vet en sterk irriterende specerijen helpen deze kookmethoden om klachten te verlichten en de spijsvertering te ondersteunen. Met enige oefening kunnen zo smakelijke en goed verteerbare gerechten worden bereid, die het dagelijks leven met CED vergemakkelijken. Zo kan een gestoomde zalm met gesmoorde broccoli en wat gesmoorde aardappelen een volwaardige en licht verteerbare maaltijd zijn. De zachte bereiding behoudt de waardevolle Omega-3-vetzuren van de zalm en de vitamines van de groenten.

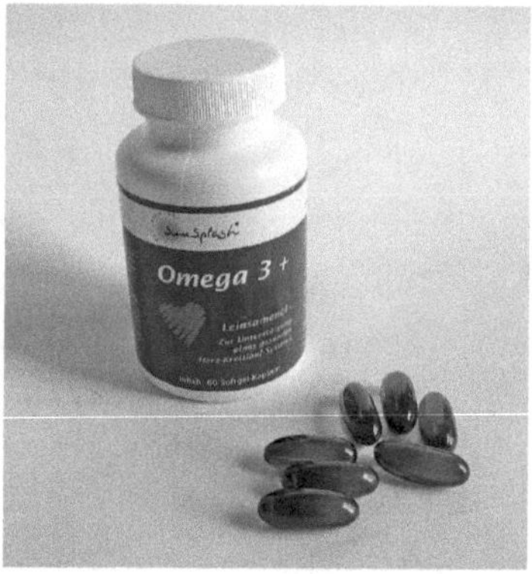

Omega-3-vetzuren [i27]

Goed om te weten

B-vitamines

Een groep vitamines die belangrijk zijn voor verschillende lichaamsfuncties, waaronder energieproductie en zenuwfunctie. Stomen behoudt deze vitamines, die bij CED belangrijk kunnen zijn voor de regeneratie van het darmslijmvlies.

CED

Afkorting voor chronisch-ontstekingsziekten van de darmen, die gekenmerkt worden door terugkerende ontstekingen in het spijsverteringskanaal. Zachte kookmethoden kunnen helpen om de symptomen te verlichten, omdat ze de irritatie van de darmen minimaliseren.

Kerntemperatuurmeting

Maakt de nauwkeurige controle van de gaarheid mogelijk, wat vooral belangrijk is bij kwetsbaar vlees of vis, om een voldoende gaarheid te waarborgen bij gelijktijdige voedingsstofbehoud. Dit is relevant voor CED-patiënten, omdat onvoldoende gaar voedsel ziekteverwekkers kan bevatten die de symptomen verergeren.

Vitamine C

Een belangrijk antioxidant dat het immuunsysteem versterkt en helpt bij de wondgenezing. Door zachte kookmethoden zoals stomen blijft het behouden en kan het zo de genezingsprocessen bij CED ondersteunen.

Voedingsbehoud tijdens het koken

Vergelijking van voedingsbehoud tussen koken, stomen en stoven.

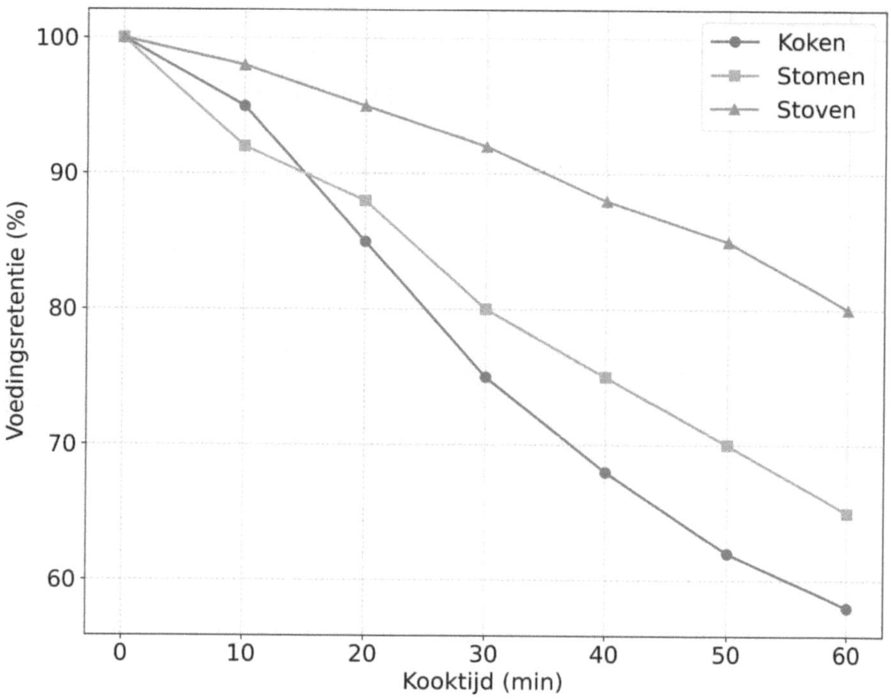

Stomen en stoven behouden over het algemeen meer voedingsstoffen in vergelijking met koken, vooral bij kortere kooktijden. Terwijl koken in het begin een snellere afname laat zien, leiden alle methoden uiteindelijk tot verlies van voedingsstoffen bij een langere kooktijd. Stoven, hoewel langzamer, vertoont het beste voedingsbehoud over langere perioden, wat suggereert dat het een mildere methode is voor het behoud van vitaminen en mineralen.

Lage temperatuurmethoden

Lage temperatuurmethoden zoals Sous-Vide koken en lage temperatuur koken in de oven bieden een andere manier om voedsel voorzichtig en verteerbaar te bereiden. Ze zijn bijzonder geschikt voor mensen met chronisch-inflammatoire darmziekten, omdat ze de structuur van de voedingsmiddelen en de voedingsstoffen zo goed mogelijk behouden. Door de nauwkeurige temperatuurcontrole en de lange kooktijden worden de gerechten gelijkmatig gekookt en blijven ze sappig. Bovendien worden taaie stukken vlees mals en gemakkelijker verteerbaar. De lage temperaturen – meestal tussen 50 °C en 85 °C – minimaliseren de vorming van schadelijke stoffen die bij hogere temperaturen kunnen ontstaan en de spijsvertering belasten. Bij Sous-Vide koken wordt het voedsel vacuüm verpakt en in een waterbad op een constante temperatuur gekookt. Deze methode maakt een bijzonder gelijkmatige bereiding mogelijk en behoudt de eigen smaak van de voedingsmiddelen. Vis, vlees en groenten kunnen zo vitaminesparend worden bereid. Een gepochereerde vis in de Sous-Vide-koker, gekookt bij ongeveer 55 °C, behoudt zijn delicate structuur en waardevolle omega-3-vetzuren. Het lage temperatuur koken in de oven werkt op een vergelijkbare manier, maar zonder vacuümverpakking. Het voedsel wordt op lage temperatuur in de oven gekookt, idealiter met een vleesthermometer om de kerntemperatuur te controleren. Deze methode is goed geschikt voor grotere stukken vlees of hele gevogelte. Ook hier blijven de gerechten sappig en mals, en wordt de spijsvertering vergemakkelijkt. Bij beide methoden is het naleven van de kooktijden en temperaturen cruciaal voor een veilig en optimaal resultaat. Informatie over de aanbevolen kerntemperaturen en kooktijden voor verschillende voedingsmiddelen is te vinden in de bijbehorende tabellen en gidsen. Om de gerechten aromatischer te maken, kunnen marinades of specerijen worden gebruikt. Hierbij moet, net als bij andere kookmethoden, worden vermeden om sterk irriterende

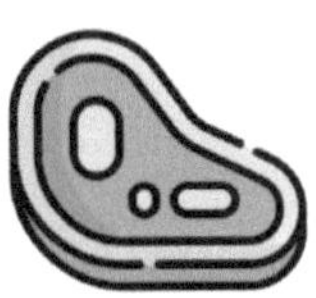

specerijen te gebruiken die de spijsvertering kunnen belasten. Zo kan een met mediterrane kruiden gemarineerde kipfilet, in de oven gekookt bij 65 °C, een verteerbare en smakelijke maaltijd zijn voor mensen met CED. De zorgvuldige bereiding behoudt de sappigheid van het vlees en vergemakkelijkt de spijsvertering.

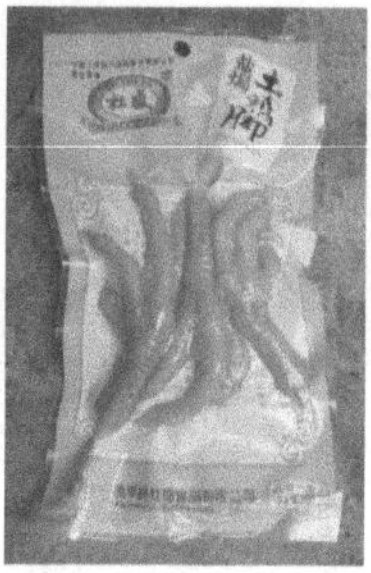

Vacumeren [i28]

Goed om te weten

Pocheren

Pocheren is een kookmethode waarbij voedingsmiddelen in vloeistof bij lage temperatuur worden gekookt. Deze methode is bijzonder voorzichtig en geschikt voor gevoelige voedingsmiddelen zoals vis. Pocheren behoudt de voedingsstoffen en de delicate structuur van de voedingsmiddelen, wat de spijsvertering bij chronisch-inflammatoire darmziekten vergemakkelijkt.

Kerntemperatuur

De kerntemperatuur is de temperatuur in het binnenste van een voedingsmiddel. De controle van de kerntemperatuur is belangrijk bij lage temperatuur koken om ervoor te zorgen dat het voedsel goed gaar is en veilig kan worden gegeten, zonder de spijsvertering te belasten. Vooral bij chronisch-inflammatoire darmziekten is het belangrijk om op de juiste kerntemperatuur te letten om een voldoende afbraak van kiemen te waarborgen.

Lage temperatuur koken

Het lage temperatuur koken in de oven maakt een zorgvuldige bereiding van voedingsmiddelen mogelijk bij lage temperaturen. Door de lange kooktijd worden de gerechten bijzonder mals en verteerbaar, wat de spijsvertering vergemakkelijkt. Deze methode is ideaal voor mensen met chronisch-inflammatoire darmziekten, omdat het de vorming van agressieve braadproducten minimaliseert die de spijsvertering kunnen irriteren.

Optimale kooktemperaturen voor IBD

Verdeling van ideale kooktemperaturen voor een zachte voedselbereiding.

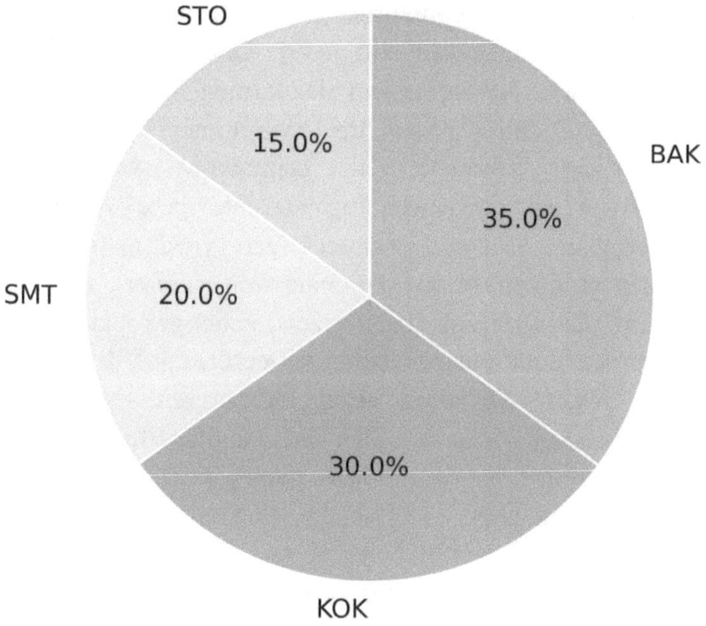

BAK: Bakken

SMT: Stomen

KOK: Kokend

STO: Stoven

De grafiek benadrukt het belang van lagere kooktemperaturen voor personen met IBD. Stomen en koken vertegenwoordigen aanzienlijke delen, waarbij de nadruk ligt op zachte kookmethoden die voedingsstoffen behouden en de spijsvertering minimaliseren. Hoewel bakken en braden zijn inbegrepen, vertegenwoordigen ze een kleiner deel, wat suggereert dat deze methoden met meer voorzichtigheid moeten worden gebruikt. De focus op lagere temperaturen sluit aan bij de voedingsaanbevelingen voor IBD, waardoor de spijsvertering wordt bevorderd en mogelijke darmirritatie wordt verminderd.

Pureren en zeven

Pureren en zeven zijn waardevolle methoden om de voedselconsistentie aan te passen en zo de opname van voedingsstoffen bij chronisch-inflammatoire darmziekten te optimaliseren. Vooral in acute ziekteperiodes vergemakkelijken zachte, gepureerde gerechten de voedselinname en bevorderen ze de verdraagzaamheid [s49]. Door de fijne consistentie wordt de mechanische belasting van de darmen verminderd, wat kan bijdragen aan verlichting van de symptomen. De geleidelijke herintroductie van gekookte en gepureerde voedingsmiddelen ondersteunt bovendien de gewenning aan stevigere voeding en de geleidelijke terugkeer naar een evenwichtigere voeding [s49]. Niet elk voedingsmiddel profiteert in gelijke mate van pureren. Groenten met een laag gehalte aan wateroplosbare vezels, zoals gekookte wortelen of courgettes, worden door pureren beter verteerbaar [s50]. Ook bij fruit met een laag gehalte aan deze vezels is pureren – of alternatieve verwerking tot sappen – aan te raden om waardevolle voedingsstoffen zonder extra belasting door vezels op te nemen [s50]. Peulvruchten, die bekend staan om hun hoge vezelgehalte, kunnen door schillen, zeven en lang koken beter verteerbaar worden gemaakt. Zo wordt het aandeel wateroplosbare vezels verminderd en de verteerbaarheid verbeterd [s50]. Een fijn gepureerde kikkererwten-curry met gestoomde rijst en gestoomde, gepureerde spinazie kan zo een verteerbare en tegelijkertijd voedzame maaltijd zijn. De zorgvuldige bereiding en de zachte consistentie ondersteunen de spijsvertering en verminderen de belasting van de darmen.

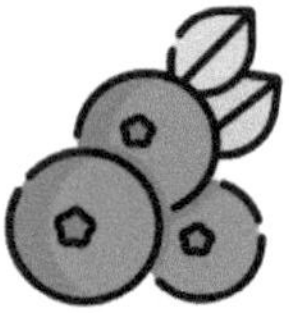

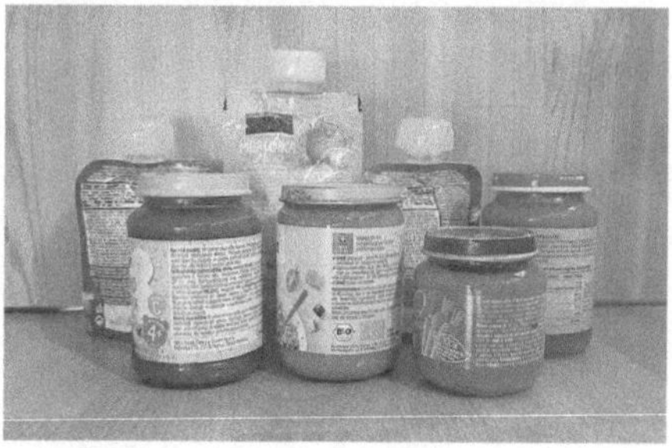

Pureren [i29]

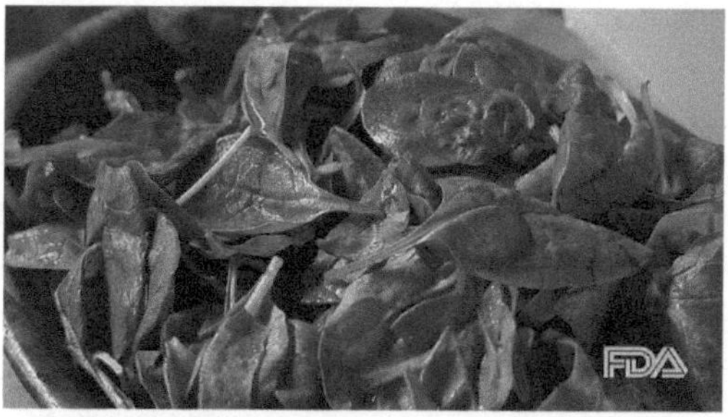

Voedingsvezels [i30]

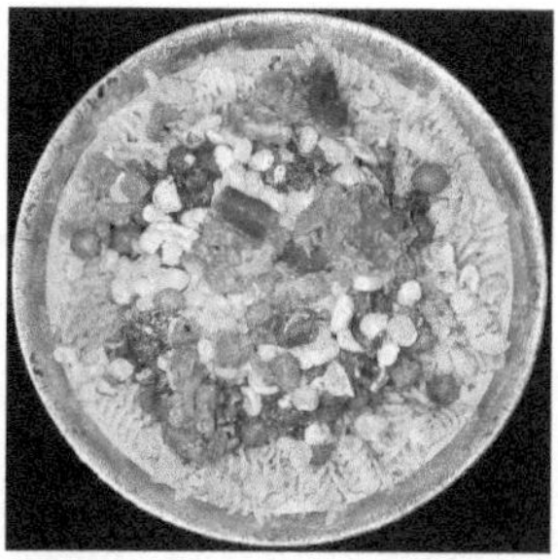

Kikkererwtencurry [i31]

Voedselverwerking voor IBD

Visualisatie van de geschiktheid van voedselverwerkingsmethoden voor IBD.

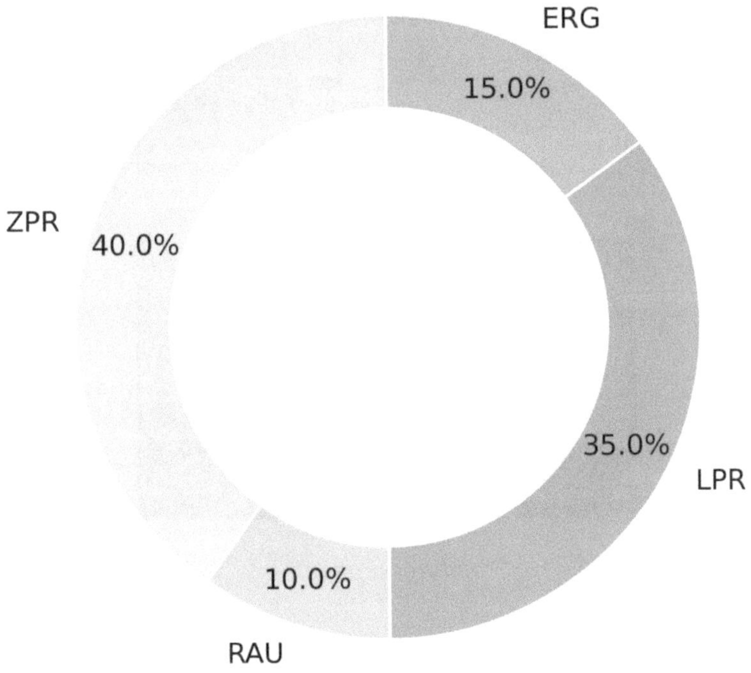

ERG: Ernstig bewerkt (bijv. Gefrituurd) LPR: Licht bewerkt (bijv. Gestoomd)

RAU: Rauw/Onbewerkt ZPR: Zeer fijn gepureerd/gezeefd

Gepureerd en gezeefd voedsel vertegenwoordigt de meest licht verteerbare opties voor personen met IBD tijdens opflakkeringen, waardoor de belasting van het spijsverteringsstelsel wordt geminimaliseerd. Licht bewerkte voedingsmiddelen bieden een balans tussen verteerbaarheid en voedingswaarde, maar moeten mogelijk worden beperkt tijdens actieve ziekte. Rauwe en zwaar bewerkte voedingsmiddelen zijn over het algemeen minder geschikt vanwege hun potentieel om symptomen te verergeren. De nadruk op minimaal bewerkte en licht verteerbare voedingsmiddelen benadrukt het belang van voedingsaanpassingen bij het beheersen van IBD.

Concrete adviezen

- Experimenteer met stomen in verschillende vloeistoffen zoals kokosmelk of ongezoete appelsap om de smaak van je gerechten te variëren.
- Wikkel vis of groenten in bakpapier voordat je ze stoomt voor een bijzonder aromatisch resultaat.
- Stoom je groenten in de wok boven een zelfgemaakt kruidenbed van tijm en rozemarijn.
- Voeg bij het stomen van wortelgroenten wat geraspte appel toe om de zoetheid te intensiveren en de verteerbaarheid te bevorderen.
- Pureer gestoomde groenten tot romige sauzen en dips die je bij gestoomde vis of vlees serveert.
- Stoom fruit zoals appels of peren met wat kaneel en honing voor een verteerbaar en aromatisch dessert.
- Combineer gestoomde en gestoofde voedingsmiddelen met elkaar om gevarieerde en textuurrijke gerechten te creëren.
- Bereid een stoomvloeistof van groentebouillon en witte wijn om vis en zeevruchten voorzichtig te garen.
- Maak gebruik van de restwarmte van de stoomkoker om kruiden of specerijen te drogen en zo hun aroma te conserveren.
- Vries porties gestoomde of gestoofde groenten in om snel en eenvoudig een gezonde maaltijd te bereiden.
- Investeer in een stoomkoker met timerfunctie om de kooktijden optimaal te regelen en overkoken te voorkomen.
- Stoom aardappelen voordat je ze pureert om een bijzonder luchtige en luchtige consistentie te bereiken.

Terugblik - 2. Voedselkeuze en bereiding

De juiste voedselkeuze en bereiding spelen een cruciale rol bij chronisch-inflammatoire darmziekten (CED) voor uw welzijn. Het gaat erom een individueel voedingsplan te ontwikkelen dat uw klachten verlicht en tegelijkertijd zorgt voor een adequate voedingsstoffenvoorziening. Daarbij is het belangrijk niet alleen de voedingsmiddelen zelf, maar ook hun bereiding in overweging te nemen. De weg naar een darmvriendelijke voeding vereist experimenteerdrang en geduld, aangezien de verdraagzaamheid van voedingsmiddelen bij CED zeer verschillend kan zijn.

Begin met een bewuste keuze van uw graanproducten. Tarwe en rogge kunnen problematisch zijn vanwege hun hoge FODMAP-gehalte. Kies in plaats daarvan voor rijst, quinoa, maïs of glutenvrij brood. Havermout, vooral in pure vorm, is ook een goede keuze, omdat het bèta-glucaan bevat, een oplosbare vezel die de darmgezondheid positief kan beïnvloeden. Let bij coeliakie op glutenvrije haverproducten en mogelijke kruisbesmettingen. Vul uw voedingsschema aan met plantaardige melkalternatieven zoals soja-, rijst- of notenmelk. Bij fructose-intolerantie dient u voedingsmiddelen met een laag fructosegehalte te kiezen, zoals boekweitmeel en maïsproducten. Vergeet niet de vezelinname geleidelijk te verhogen en uw individuele reactie te observeren, aangezien vezels de darmgezondheid kunnen bevorderen, maar in sommige gevallen ook klachten kunnen verergeren.

Ook bij de keuze van eiwitbronnen is zorgvuldigheid geboden. Mager vlees, gevogelte, vis, eieren en lactosevrije zuivelproducten zijn doorgaans goed verdraagbaar. Paddenstoelen bieden een waardevolle plantaardige eiwitbron die alle essentiële aminozuren levert. Experimenteer met verschillende bereidingswijzen om de verteerbaarheid van de voedingsstoffen te optimaliseren. Observeer uw individuele verdraagzaamheid en stel eventueel een persoonlijk "stoplichtsysteem" voor voedingsmiddelen op om uw voedingsplan op lange termijn aan uw behoeften aan te passen. Integreer groenten in uw voedingsschema, maar let op de bereiding. Stomen, stoven of koken maakt groenten gemakkelijker verteerbaar dan rauwkost, die in actieve ziekteperiodes vaak problematisch is. Gepureerde soepen of smoothies kunnen een milde alternatieve zijn.

De bereiding van uw maaltijden speelt een even belangrijke rol als de voedselkeuze. Zachte kookmethoden zoals stomen, stoven en koken op lage temperatuur behouden vitamines en voedingsstoffen en maken de gerechten gemakkelijker verteerbaar. Vermijd sterk bewerkte voedingsmiddelen met veel toevoegingen, aangezien deze de darmgezondheid negatief kunnen beïnvloeden. Kies in plaats daarvan voor verse ingrediënten en natuurlijke specerijen zoals gember of komijn, die ontstekingsremmende eigenschappen bezitten. In acute ziekteperiodes kan het pureren of passeren van voedingsmiddelen de verdraagbaarheid verder verbeteren.

De overstap naar een andere voeding bij CED kan aanvankelijk uitdagend lijken. Met een systematische aanpak, geduld en de bereidheid om te experimenteren, kunt u echter een individueel voedingsplan ontwikkelen dat uw klachten verlicht en uw levenskwaliteit verbetert. Laat u niet ontmoedigen door tegenslagen en onthoud: elke stap richting een darmvriendelijke voeding is een winst voor uw gezondheid.

3. Voedingsstrategieën tijdens het ziekteverloop

Hoe kunnen mensen met chronisch-inflammatoire darmziekten hun dagelijks leven beter beheersen door de juiste voeding? Het ziekteverloop bij CED is als een achtbaan - met hoogte- en dieptepunten die telkens verschillende eisen aan de voeding stellen. Afhankelijk van de ziektefase moeten betrokkenen hun voeding gericht aanpassen om klachten te verlichten en nieuwe opvlammingen te voorkomen. De uitdaging is om een individueel passend voedingsplan te ontwikkelen dat zich flexibel aanpast aan de verschillende ziektefasen. In dit hoofdstuk leert u hoe u uw voeding optimaal kunt afstemmen op de verschillende fasen van uw aandoening.

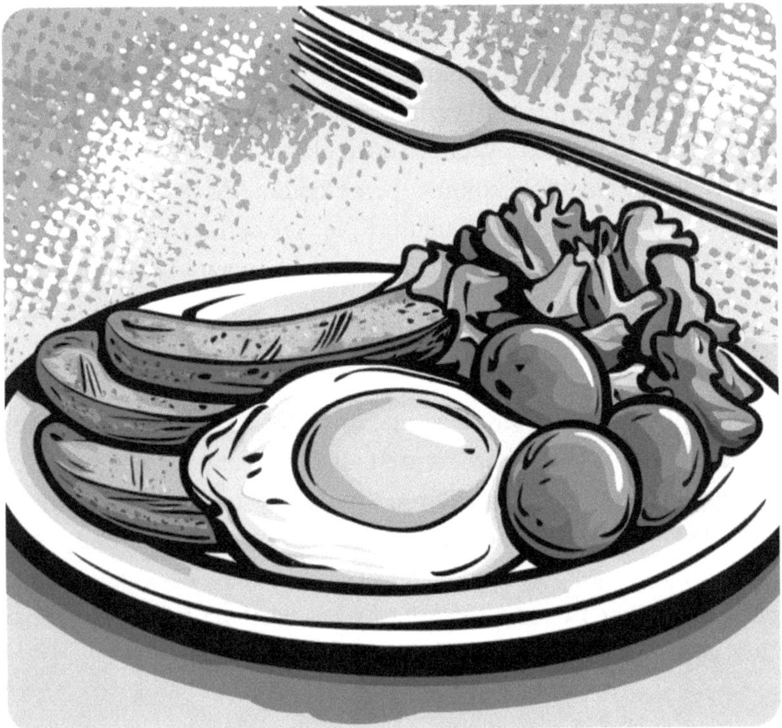

3. 1 Voeding tijdens een acute opflakkering

Tijdens een acute opvlamming van een chronisch-inflammatoire darmziekte (CED) speelt voeding een cruciale rol. Het beïnvloedt het welzijn aanzienlijk en kan de regeneratie van de darmen ondersteunen. Tegelijkertijd vormt de keuze van de juiste voedingsmiddelen voor patiënten, vanwege intoleranties en pijn, een grote uitdaging. Dit gedeelte biedt praktische informatie over de optimale voeding tijdens een acute opvlamming, om klachten te verlichten en de voedingsstoffenvoorziening te waarborgen. Lees verder en ontdek hoe u uw darmen in deze gevoelige fase zo goed mogelijk kunt ondersteunen.

Tijdens een acute opvlamming van een CED is een individuele voeding, afgestemd op de eigen verdraagzaamheid, cruciaal voor het welzijn en het herstel.

Licht verteerbare voedingsvormen

Licht verteerbare voedingsvormen ondersteunen de regeneratie van de darmen tijdens een opflakkering van een chronisch-ontstekende darmziekte (CED). De focus ligt op het ontlasten van het spijsverteringskanaal en het optimaliseren van de opname van voedingsstoffen, zonder de geïrriteerde darmwand extra te belasten. [s51] Een belangrijk aspect is het vermijden van individuele trigger-voedingsmiddelen. Terwijl de ene patiënt vetrijke voeding goed verdraagt, kan een andere al op kleine hoeveelheden reageren. Sommige patiënten verdragen bijvoorbeeld gekookte groenten beter dan rauwe. Systematisch uitproberen en documenteren helpt om onverdraagzame voedingsmiddelen te identificeren en op lange termijn te vermijden. [s51] Naast sterk gekruide of vette gerechten behoren ook gasvormende voedingsmiddelen, citrusvruchten, alcohol en cafeïnehoudende dranken tot de veelvoorkomende triggers van klachten. Ook sterk suikerrijke voedingsmiddelen kunnen de darmflora negatief beïnvloeden en moeten worden verminderd. Een vet- en zuurarm dieet kan de spijsvertering verder vergemakkelijken. Mager eiwit, zoals gevogelte of vis, levert belangrijke voedingsstoffen zonder de darmen te overbelasten. Volkorenproducten, hoewel rijk aan vezels, kunnen in gematigde hoeveelheden – vooral in goed verdraagbare, gekookte vormen zoals havermout of rijst – worden opgenomen. Fruit, bij

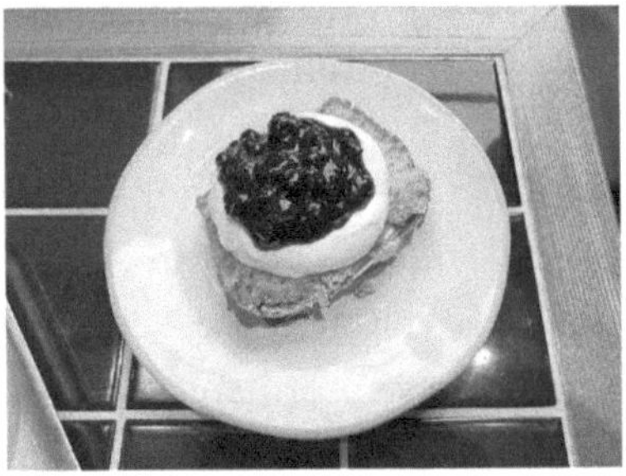

Compote [i32]

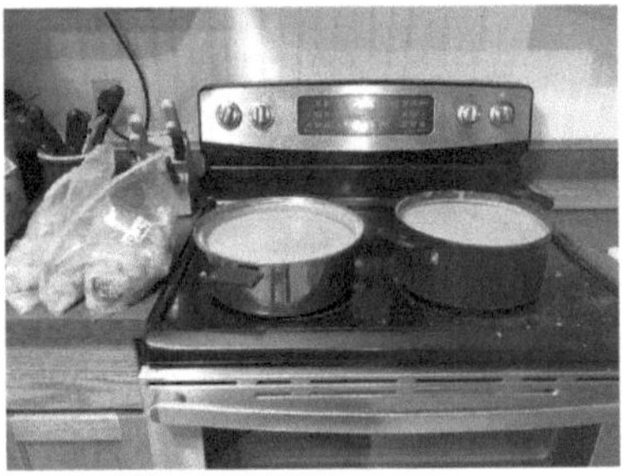

Pompoen [i33]

voorkeur gekookt of als compote, voorziet het lichaam van vitamines en mineralen. Bij de keuze van groenten moet worden teruggegrepen naar goed verdraagbare soorten zoals wortelen, courgette of pompoen. De bereiding speelt ook een belangrijke rol. Gestoomde, gekookte of gepureerde groenten zijn doorgaans beter verteerbaar dan rauwe. [s51] De aanbeveling voor kleine, frequente maaltijden is bedoeld om het spijsverteringskanaal niet te overbelasten. In plaats van drie grote hoofdmaaltijden kunnen vijf tot zes kleinere porties verspreid over de dag de spijsvertering vergemakkelijken en de opname van voedingsstoffen verbeteren. Een dergelijke aanpassing van het dieet vereist planning en aanpassing van de dagelijkse routine, maar draagt in belangrijke mate bij aan het welzijn. Een zorgvuldige bereiding van de gerechten, bijvoorbeeld door stomen of koken, ondersteunt de verteerbaarheid verder. Wie bijvoorbeeld aardappelen in de oven bereidt in plaats van ze te frituren, vermindert de vetinname en vergemakkelijkt de spijsvertering.

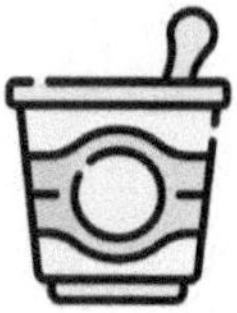

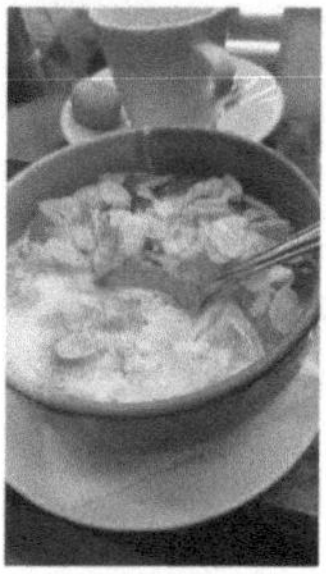

Havermoutpap [i34]

Goed om te weten

Chronisch-ontstekende darmziekten

Omvat aandoeningen zoals de ziekte van Crohn en colitis ulcerosa, die gekenmerkt worden door chronische ontstekingen in het spijsverteringskanaal en kunnen leiden tot symptomen zoals buikpijn, diarree en gewichtsverlies. Voeding speelt een belangrijke rol in het beheer van deze aandoeningen, vooral tijdens een acute opflakkering.

Vet- en zuurarm dieet

Een voedingswijze die de consumptie van vetrijke en zuurhoudende voedingsmiddelen vermindert. Dit kan helpen om de belasting van het spijsverteringskanaal te verminderen en de symptomen van CED tijdens een opflakkering te verlichten.

Vezels

Onverteerbare voedingsbestanddelen die de darmactiviteit reguleren en de groei van gezonde darmbacteriën bevorderen. Tijdens een acute opflakkering van CED kunnen vezelrijke voedingsmiddelen echter de symptomen verergeren, daarom is een individuele aanpassing van de vezelinname belangrijk.

Verteerbaarheid van voedingsvormen

Verteerbaarheid bij acute opflakkering

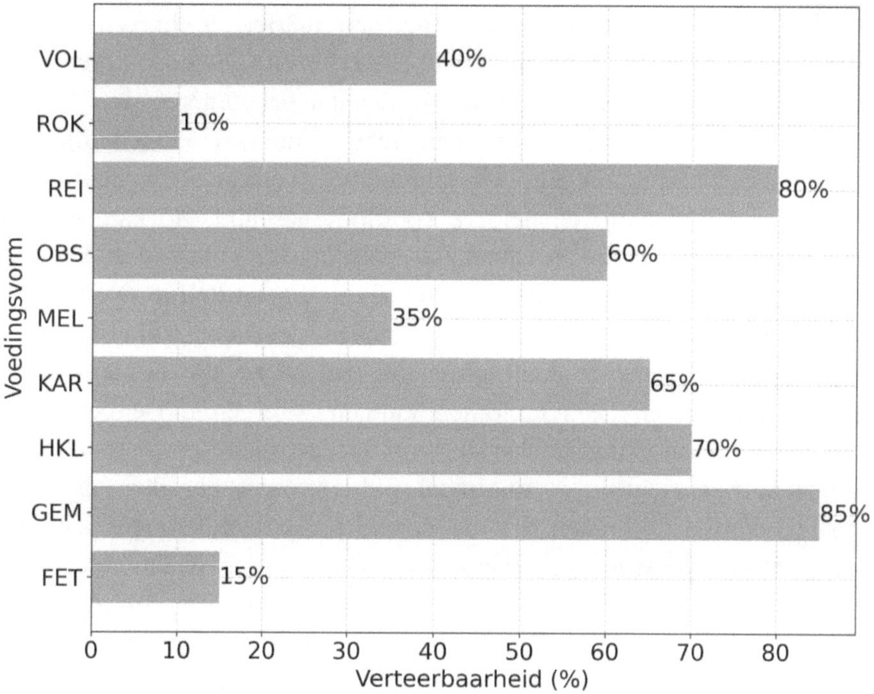

FET: Vet/Fastfood

HKL: Kip (gekookt)

MEL: Melkproducten

REI: Witte rijst

VOL: Volkorenbrood

GEM: Gekookte groenten

KAR: Gekookte aardappelen

OBS: Fruit (geschild)

ROK: Rauwkost

Het staafdiagram visualiseert de typische verteerbaarheid van verschillende voedingsvormen tijdens een acute opflakkering van een CED. Gekookte groenten en witte rijst scoren het beste, terwijl rauwkost en vetrijke voedingsmiddelen het slechtst worden verdragen. Dit onderstreept het belang van een aangepast dieet tijdens een opflakkering.

Vloeistofvoorziening

Een adequate vochtinname is tijdens een acute opflakkering van een chronisch-inflammatoire darmziekte (CED) bijzonder belangrijk, aangezien diarree en braken kunnen leiden tot aanzienlijke vochtverliezen. Dit vochtverlies kan het lichaam verder verzwakken en het herstel belemmeren. Het doel is daarom om de vochtbalans in evenwicht te houden en dehydratie te voorkomen. Naast water zijn ook kruidenthee, verdunde vruchtensappen (zonder citrusvruchten) en heldere bouillons geschikt. Zo kan verdund appelsap niet alleen de vochtbalans ondersteunen, maar ook verloren elektrolyten, zoals kalium en natrium, gedeeltelijk vervangen. Cafeïnehoudende en alcoholische dranken, evenals suikerhoudende frisdranken, moeten worden vermeden, omdat ze de darmen verder kunnen irriteren en de symptomen kunnen verergeren. De benodigde hoeveelheid vocht hangt af van de ernst van de ziekte en de individuele verliezen. Een richtlijn is minimaal 2 liter vocht per dag, maar bij ernstige diarree of braken kan de behoefte aanzienlijk hoger zijn. Bij aanhoudende, ernstige vochtverliezen of onvermogen om voldoende vocht oraal op te nemen, kan een intraveneuze vochtinfuus in het ziekenhuis noodzakelijk worden.

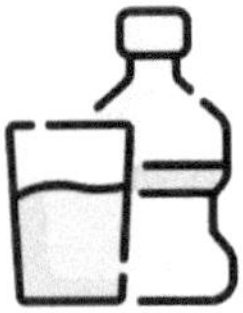

Naast de vochtinname kan een enterale voeding (EEN), waarbij alle calorieën via een speciale voedingsoplossing worden toegediend, of een partiële enterale voeding (PEN), waarbij een deel van de calorieën via de voedingsoplossing en de rest via normale voeding wordt ingenomen, overwogen worden. PEN kan vooral voordelig zijn wanneer de orale voedselinname beperkt is, maar nog gedeeltelijk mogelijk is, omdat zo een adequate voedingsvoorziening kan worden gegarandeerd en tegelijkertijd de darmen kunnen worden ontlast. De soort voeding moet echter altijd in overleg met de behandelende arts of een diëtist plaatsvinden, om rekening te houden met de individuele behoefte en verdraagbaarheid.

Goed om te weten

Dehydratie

Dehydratie, een toestand van ernstig vochttekort in het lichaam, kan bij CED-patiënten in een acute opflakkering optreden als gevolg van diarree en braken en kan leiden tot ernstige complicaties. Een adequate vochtinname is daarom essentieel.

Intravenieuze vochtinfuus

Bij CED-patiënten in een acute opflakkering met ernstige diarree en braken of wanneer de orale vochtinname niet voldoende is, kan een intravenieuze vochtinfuus in het ziekenhuis noodzakelijk zijn om dehydratie te behandelen en de vocht- en elektrolytenbalans te stabiliseren.

Partiële enterale voeding (PEN)

Bij de partiële enterale voeding (PEN) wordt een deel van de calorieën via een voedingsoplossing en de rest via normale voeding ingenomen. Deze methode kan bij CED-patiënten in een acute opflakkering worden toegepast, wanneer de orale voedselinname nog gedeeltelijk mogelijk is, om de voedingsinname te optimaliseren en tegelijkertijd de darmen te ontlasten.

Aanbevolen vochtinname tijdens een opvlamming

Aanbevolen vochtinnameverdeling tijdens een opvlamming van de ziekte van Crohn of colitis.

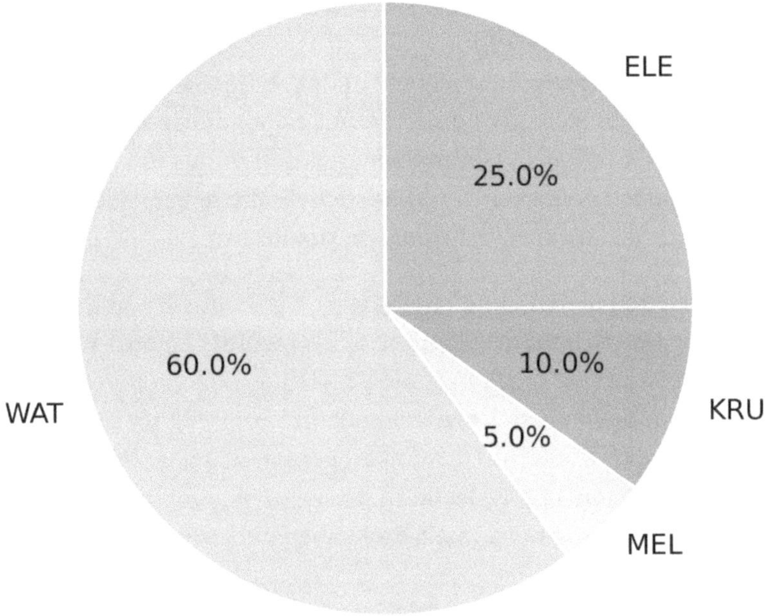

ELE: Elektrolytoplossingen (bv. ORS)

KRU: Kruidenthee (Cafeïnevrij)

MEL: Melk (indien verdragen)

WAT: Water

De grafiek benadrukt het belang van water als belangrijkste vochtbron tijdens een opvlamming, en vormt het grootste deel van de aanbevolen inname. Elektrolytoplossingen helpen verloren mineralen aan te vullen, terwijl het vermijden van suikerhoudende dranken en cafeïne helpt bij het beheersen van de symptomen. Het beperken van melk kan ook gunstig zijn, afhankelijk van de individuele tolerantie.

Opbouwdieet na opvlammingen

Na het afnemen van de acute opvlammingsfase van een ced begint de geleidelijke overgang naar de gebruikelijke voeding, het zogenaamde opbouwdieet. Deze fase is gericht op het verder normaliseren van de darmfunctie en het aanvullen van de voedingsstoffen. In het begin is het dieet nog gebaseerd op de principes van de schonkost: licht verteerbaar, vetarm en prikkelarm. [s52] Met de toenemende verbetering van de symptomen kan de voedselkeuze worden uitgebreid. Een langzame aanpak is raadzaam om de verdraagzaamheid van individuele voedingsmiddelen te controleren en hernieuwde klachten te voorkomen. Centraal staat de individuele tolerantie, die van patiënt tot patiënt varieert. Terwijl de een al volkorenbrood verdraagt, reageert de ander mogelijk nog gevoelig op kleine hoeveelheden ballaststoffen. [s53] Een voorbeeld: Beginnend met witbroodachtige producten kan geleidelijk worden overgestapt op mengbrood en uiteindelijk op volkorenbrood, mits er geen klachten optreden. Ook de hoeveelheid vezels wordt langzaam verhoogd, beginnend met maximaal 10g per dag, om de darm niet te overbelasten. [s53] Een zorgvuldige observatie van de eigen reactie op de voedingsmiddelen is in deze fase essentieel. Een voedingsdagboek kan nuttig zijn om verbanden tussen

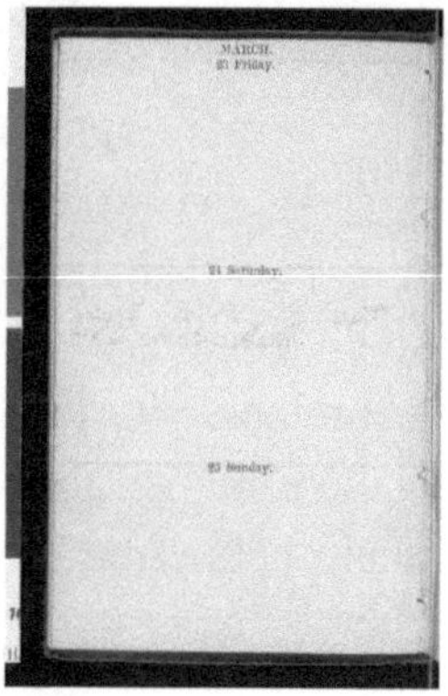

Voedingsdagboek [i35]

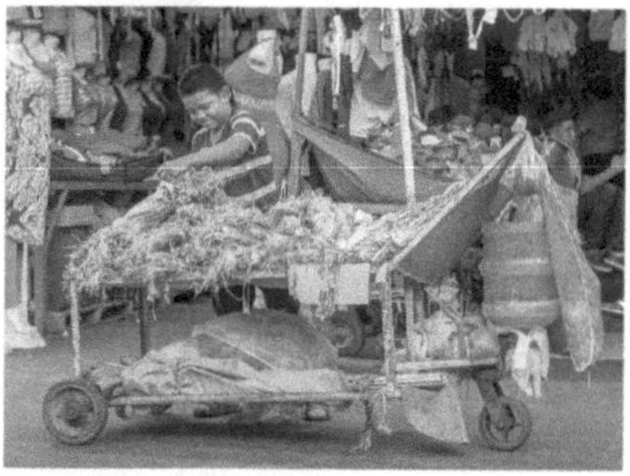

Groenten [i36]

voedselinname en klachten te herkennen. Parallel aan de uitbreiding van de voedselkeuze wordt ook de bereiding aangepast. Gepureerde soepen maken plaats voor stukjes voedsel, gestoomde groenten worden vervangen door knapperig gekookte. Het doel is de geleidelijke terugkeer naar een evenwichtige, volwaardige voeding die aansluit bij de individuele behoeften en verdraagzaamheid. [s54] Zo kan op lange termijn de best mogelijke voedingsstoffenvoorziening worden gegarandeerd en de darmgezondheid worden ondersteund. Begeleiding door een diëtist kan in deze fase nuttig zijn om de voeding optimaal aan te passen aan de individuele behoeften.

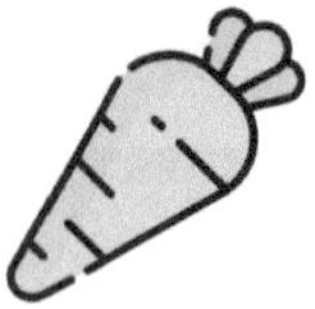

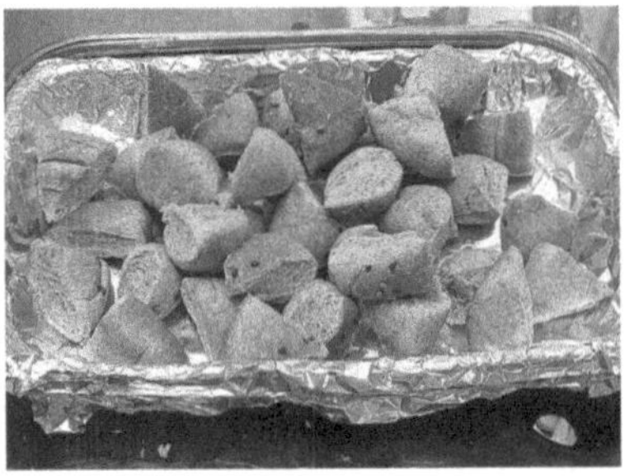

Volkorenbrood [i37]

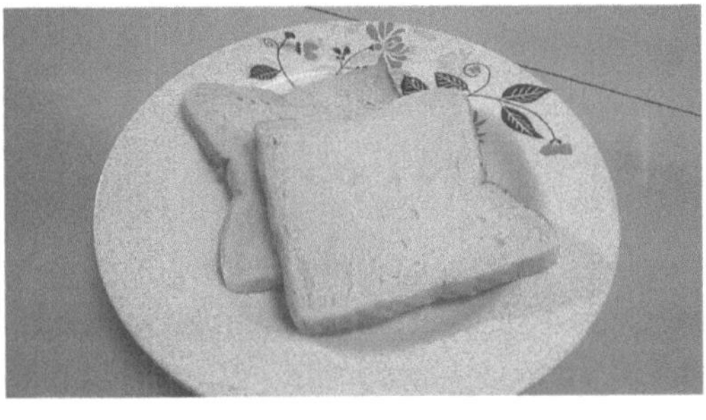

Witbrood [i38]

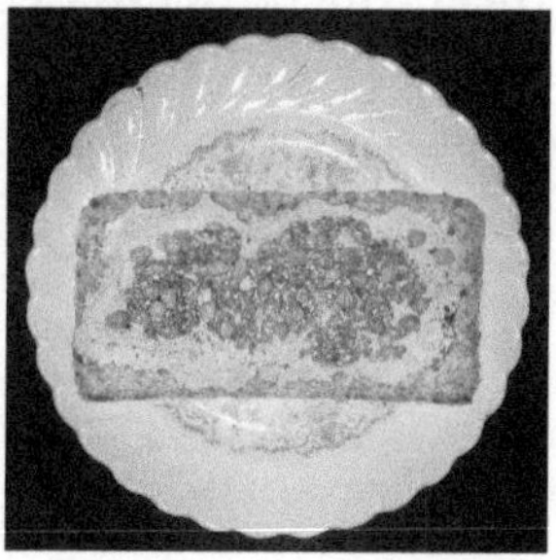

Mengelbrood [i39]

Voortgang van het dieet tijdens herstel van een opflakkering

Geleidelijke toename van de complexiteit van het dieet na een opflakkering.

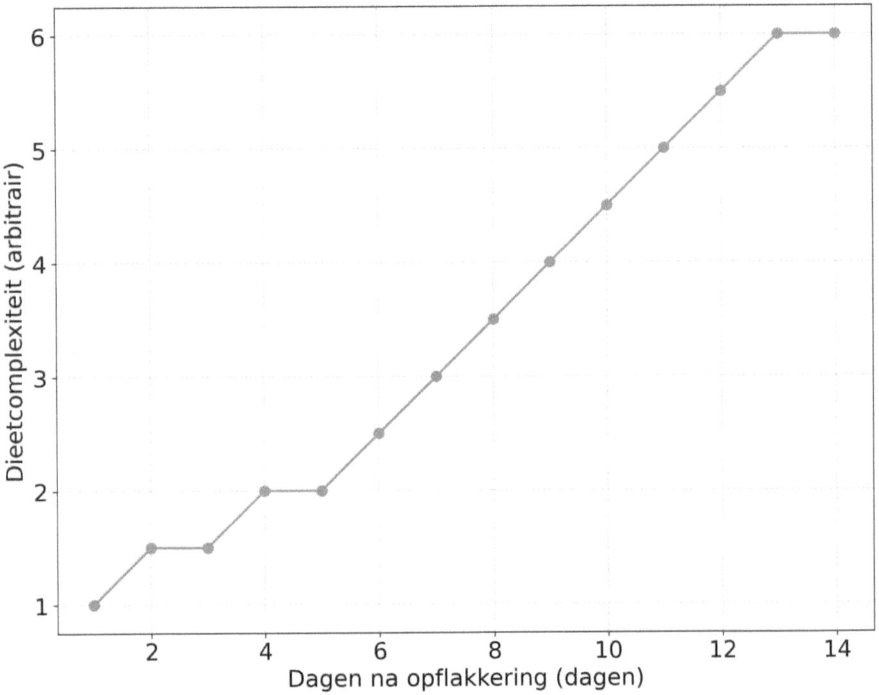

De grafiek illustreert een voorzichtige, stapsgewijze aanpak voor het herintroduceren van voedsel na een opflakkering. De eerste fase richt zich op licht verteerbare producten, en geleidelijk worden er meer complexe en vezelrijke voedingsmiddelen toegevoegd naarmate de symptomen afnemen. Deze gefaseerde aanpak minimaliseert de belasting van het spijsverteringsstelsel en helpt herhaling van symptomen te voorkomen.

Concrete adviezen

- Gebruik tijdens een acute opvlamming uitsluitend zelfgekookte maaltijden om de controle over alle ingrediënten te behouden.
- Concentreer je op waterhoudende groenten zoals komkommer of courgette om je vochtbalans extra te ondersteunen.
- Bereid verzachtende kruidenthee van kamille, venkel of citroenmelisse, die de spijsvertering kan kalmeren.
- Eet bij een sterke opvlamming gekookte wortelen of pastinaak, die door hun hoge pectinegehalte kalmerend op de darmen kunnen werken.
- Probeer havermoutpap met wat geraspte appel om de verteerbaarheid te verhogen en tegelijkertijd belangrijke voedingsstoffen op te nemen.
- Gebruik gemalen lijnzaad of chiazaad als bindmiddel in soepen of sauzen om de spijsvertering te reguleren.
- Drink lauw water verspreid over de dag om de spijsvertering te stimuleren en het lichaam te hydrateren.
- Bereid kleine porties gestoomde kipfilet of vis om je lichaam van licht verteerbaar eiwit te voorzien.
- Eet bij elke maaltijd slechts één voedselgroep om het spijsverteringskanaal maximaal te ontlasten.
- Vermijd tijdens een opvlamming volledig rauwkost om de darmen niet extra te irriteren.
- Luister naar je lichaam en eet alleen als je echt honger hebt.

3. 2 Remissiefase en voedingsopbouw

De remissiefase bij chronisch-inflammatoire darmziekten biedt de kans om voedingsvoorraden weer aan te vullen en de darmgezondheid te bevorderen. De opbouw van de voeding is echter individueel en vereist zorgvuldige planning om intoleranties te herkennen en tekorten te voorkomen. De juiste strategie bij de voedselinname en maaltijdstructuur is cruciaal voor het welzijn en het langdurige succes van de therapie. Dit hoofdstuk biedt u praktische informatie en concrete aanbevelingen voor de optimale voedingsstrategie in de remissiefase. Herwin de controle over uw voeding en versterk uw gezondheid op duurzame wijze.

Tijdens de remissie van IBD is een geleidelijke en gecontroleerde opbouw van de voeding met documentatie in een voedingsdagboek cruciaal om de verdraagzaamheid te testen, intoleranties te herkennen en de darmgezondheid op lange termijn te stabiliseren.

Voedselinname verhogen

In de remissiefase van chronisch-ontstekingsziekten van de darmen richt de voedselinname zich op het herstel van de voedingsstoffenvoorraden en de ondersteuning van de darmgezondheid. Een screening op ondervoeding is raadzaam om gerichte maatregelen te nemen [s55]. Alleen in medisch noodzakelijke gevallen mag de voedselinname in het ziekenhuis worden beperkt [s55]. Kunstmatige voeding, enterale of parenterale, kan helpen om de voedingsdoelen te bereiken bij onvoldoende orale inname [s55]. Enterale voeding kan zelfs remissies teweegbrengen of in combinatie met andere therapieën behouden [s55]. Na operaties is een geoptimaliseerde voeding, bij voorkeur enterale, belangrijk om complicaties te minimaliseren [s55]. Na ontslag moet de voeding worden aangepast aan de individuele verdraagzaamheid. Patiënten moeten voedingsmiddelen identificeren en vermijden die hun symptomen verergeren [s55]. In de remissie is de energie- en eiwitinname doorgaans niet verhoogd, in tegenstelling tot actieve fasen, waar deze moet worden verhoogd tot 1,2–1,5 g/kg lichaamsgewicht [s56]. Bij onvoldoende orale inname zijn orale nahrungsergaenzungsmittel de eerste keuze, gevolgd door enterale voeding [s56]. Een evenwichtige voeding helpt om micronutriënttekorten te voorkomen [s56]. Regelmatige maaltijden en indien nodig orale voedingssupplementen ondersteunen de voldoende voedselinname [s56]. Langdurige vastenperiodes moeten worden vermeden, omdat ze spierafbraak kunnen bevorderen [s56]. Een patiënt met 60 kg lichaamsgewicht heeft in de remissie ongeveer 60 g eiwit per dag nodig, terwijl in een actieve ziekteperiode 72-90 g eiwit vereist zou zijn. Albuminewaarden geven weliswaar inzicht in de voedingsstatus en de ziekteactiviteit, maar zijn geen op zichzelf staande indicator voor ondervoeding [s57]. Transferrinewaarden kunnen aanvullende informatie geven over de

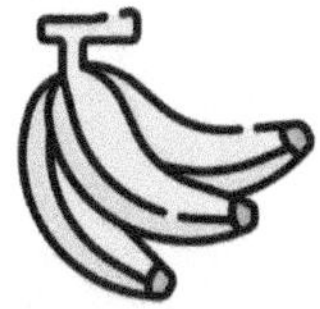

voedingsstatus [s57]. Patiënten met een normale BMI en tailleomvang hebben doorgaans hogere albuminewaarden [s57].

Goed om te weten

BMI
Body-Mass-Index, een maat voor het lichaamsgewicht in verhouding tot de lichaamslengte, dat wordt gebruikt om de gewichtstatus en het risico op voedingsgerelateerde problemen te beoordelen.

Ondervoeding
Toestand die wordt gekenmerkt door een aanhoudend tekort aan essentiële voedingsstoffen zoals vitamines, mineralen en eiwitten, wat kan leiden tot gezondheidsproblemen. Bij CED kan dit worden veroorzaakt door malabsorptie of verminderde voedselinname.

Screening
Preventief onderzoek om vroegtijdig tekorten te herkennen en passende maatregelen te nemen voordat ze het herstel beïnvloeden.

Transferrine
Een eiwit in het bloed dat ijzer transporteert. De transferrinewaarde kan nuttig zijn bij het beoordelen van de ijzerstatus en de voedingsstatus.

Toename voedselinname tijdens remissie

Geleidelijke toename van calorie-inname tijdens de remissiefase.

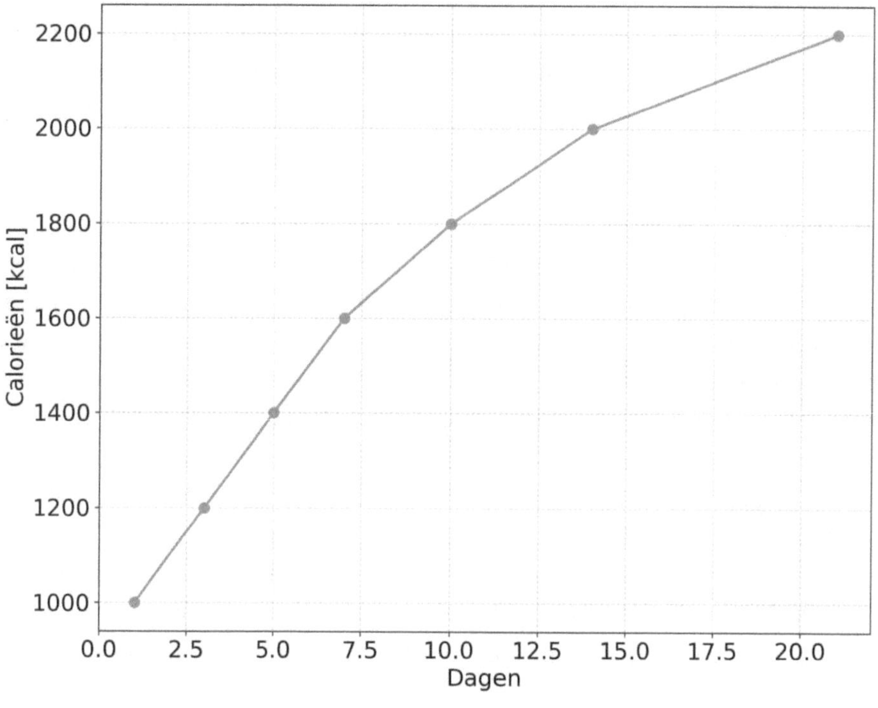

De grafiek toont een gestage toename van de calorie-inname in de loop van de tijd, wat duidt op een succesvolle toename van de voedselinname tijdens remissie. De consistente opwaartse trend suggereert een goede tolerantie en vooruitgang naar een gezond voedingsniveau. Het handhaven van dit traject is cruciaal voor een aanhoudende remissie en algemeen welzijn.

Voedingsmiddelen opnieuw introduceren

De geleidelijke uitbreiding van het dieet tijdens de remissiefase is cruciaal om de normale voedselinname te herstellen en de darmgezondheid op lange termijn te stabiliseren [s58]. Een gecontroleerde aanpak is hierbij raadzaam om het lichaam niet te overbelasten en onverdraagzaamheden vroegtijdig te herkennen [s58]. Begin met goed verdraagbare voedingsmiddelen die u eerder zonder problemen heeft gegeten. Introduceer nieuwe voedingsmiddelen één voor één en in kleine hoeveelheden – bijvoorbeeld één nieuw voedingsmiddel om de twee tot drie dagen. Op deze manier kunt u reacties, zoals buikpijn of veranderingen in de ontlasting, aan een specifiek voedingsmiddel toeschrijven. Documenteer uw voeding en de bijbehorende symptomen in een ernaehrungstagebuch. Deze aantekeningen helpen u en uw arts om onverdraagzaamheden te identificeren en een individueel voedingsplan te ontwikkelen. Als er na het eten van een nieuw voedingsmiddel klachten optreden, stop dan met het gebruik ervan en probeer het op een later tijdstip opnieuw. De opbouw van de voeding moet afgestemd zijn op uw individuele behoeften en verdraagzaamheden [s58]. Een voedingsadvies kan u helpen om een op uw behoeften afgestemd plan op te stellen en de geleidelijke herintroductie van voedingsmiddelen optimaal te organiseren. Een evenwichtige en gevarieerde voeding is het doel om de voedingsstoffenvoorziening te waarborgen en uw levenskwaliteit duurzaam te verbeteren [s58]. Als u bijvoorbeeld na een periode van een licht verteerbaar dieet weer ballaststoffe wilt introduceren, begin dan met kleine hoeveelheden gekookte wortelen of aardappelen en verhoog de hoeveelheid en variëteit van vezelrijke voedingsmiddelen geleidelijk over meerdere weken.

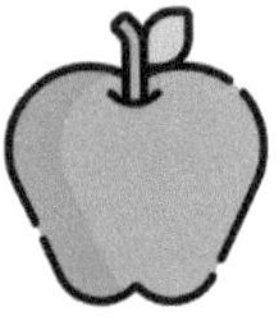

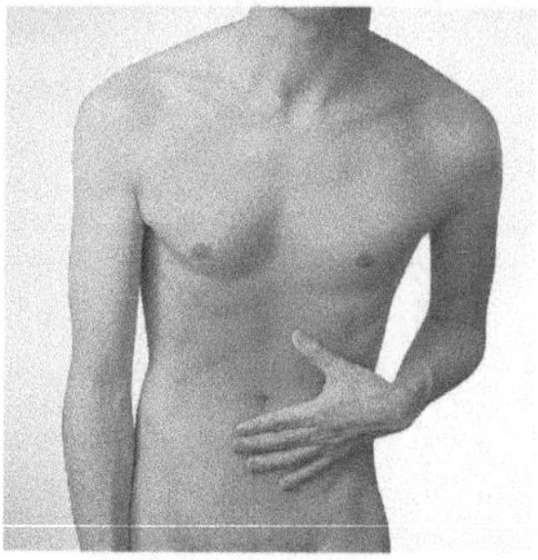

Buikpijn [i40]

Succespercentages herintroductie voedsel

Remissie fase - IBD

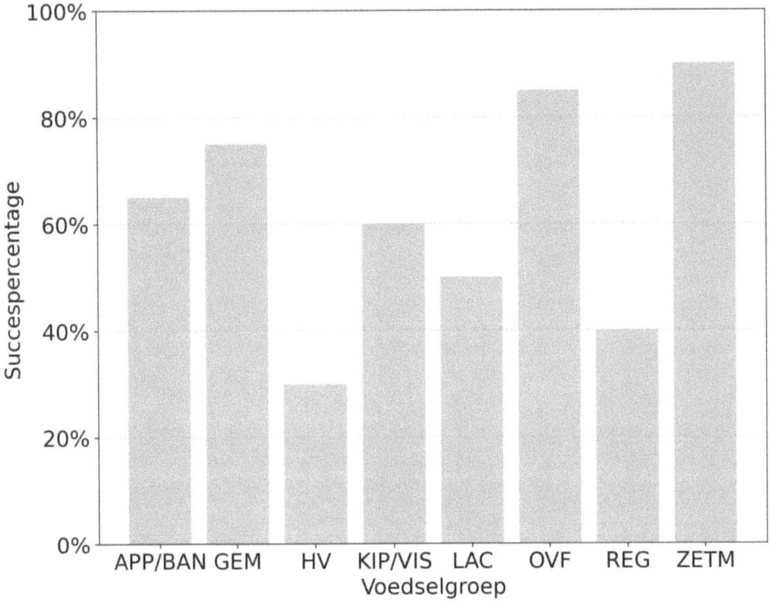

APP/BAN: Appels/Bananen

GEM: Goed gekookte groenten

HV: Hoog-vet voedsel

KIP/VIS: Kip/Vis (Mager)

LAC: Lactosevrije zuivel

OVF: Overig fruit (Bessen, Citrus)

REG: Regulaire zuivel

ZETM: Zetmeelrijk voedsel (Rijst, Aardappelen)

Deze gegevens suggereren variërende succespercentages voor het opnieuw introduceren van verschillende voedselgroepen tijdens remissie van IBD. Terwijl zetmeelrijk voedsel en goed gekookte groenten een hoge tolerantie vertonen, vormen sommige fruitsoorten en zuivelproducten meer uitdagingen. Dit benadrukt het belang van een gepersonaliseerde en geleidelijke aanpak van het opnieuw introduceren van voedsel, gecontroleerd door een zorgprofessional. De lagere succespercentages voor bepaalde voedingsmiddelen onderstrepen de noodzaak van zorgvuldig beheer en mogelijke dieetaanpassingen om herhaling van symptomen te minimaliseren.

Maaltijdstructuur

Maaltijdstructuur in de remissie De structuur van de voedselinname krijgt in de remissiefase van chronisch-ontstekingsziekten van de darmen meer betekenis. Om een voldoende voedingsstoffenvoorziening te waarborgen en tegelijkertijd mogelijke intoleranties in overweging te nemen, is een individuele aanpassing van de maaltijden aan te raden. Kleinere, maar energiedichtere porties, verspreid over de dag, kunnen bijvoorbeeld de spijsvertering ontlasten en de opname van voedingsstoffen optimaliseren [s59]. Deze strategie maakt het mogelijk om de stofwisseling niet te overbelasten en tegelijkertijd het lichaam van voldoende energie en belangrijke voedingsstoffen te voorzien. Tegelijkertijd is het raadzaam om onnodige voedselbeperkingen te vermijden om het risico op tekorten aan micronutriënten te minimaliseren [s60]. Een uitgebalanceerd voedingsschema met een verscheidenheid aan voedingsmiddelen ondersteunt de darmgezondheid en draagt bij aan de langdurige stabilisatie van de remissie. De geleidelijke herintroductie van vaste voeding na een fase van exclusieve enterale voeding moet plaatsvinden onder observatie van de fecaal calprotectinewaarde, aangezien een stijging kan wijzen op een mogelijke hernieuwde ontsteking [s60]. Exclusieve enterale voeding (EEN) is vooral bij kinderen en jongeren met de ziekte van Crohn een effectieve therapie voor remissie-inductie [s61]. Het maakt een gerichte toevoer van voedingsstoffen mogelijk en kan tekorten compenseren. De geleidelijke herintroductie van voedingsmiddelen na een EEN-fase strekt zich idealiter uit over een periode van één tot vijf weken [s61]. Het is belangrijk om rekening te houden met de individuele behoeften en intoleranties van de patiënt. Een alternatief voor EEN is de uitsluitdieet, dat ook effectief is gebleken en een hogere acceptatie onder de betrokkenen geniet [s61]. Het uitsluitdieet combineert een partiële enterale voeding met een gerichte uitsluiting van bepaalde voedingsmiddelen die als ontstekingsbevorderend worden beschouwd. In tegenstelling tot dat is de partiële enterale voeding (PEN) als enige inductiestrategie minder effectief [s61]. Nieuwere benaderingen proberen de samenstelling van de EEN na te bootsen met conventionele voedingsmiddelen en tonen veelbelovende resultaten [s61]. De maaltijdstructuur moet zich richten op de individuele behoeften en de verdraagzaamheid. Voedingsadvies kan helpen om een op maat gemaakt plan te ontwikkelen en de geleidelijke herintroductie van voedingsmiddelen optimaal te begeleiden. Zo kan bijvoorbeeld de terugkeer naar vezelrijke voeding na een dieetfase met kleine hoeveelheden gekookte wortelen of aardappelen beginnen en gedurende meerdere weken langzaam worden verhoogd om de spijsvertering niet te belasten. Een uitgebalanceerde en gevarieerde voeding is het langetermijndoel om de voedingsstoffenvoorziening te waarborgen en de levenskwaliteit duurzaam te verbeteren. Onder andere kan door de keuze van geschikte voedingsmiddelen en de aanpassing van de portiegroottes de spijsvertering positief worden beïnvloed en het welzijn worden verhoogd. Een bewuste maaltijdstructuur draagt dus wezenlijk bij aan het behoud van remissie en de verbetering van de levenskwaliteit.

Goed om te weten

Fecaal calprotectine

Een marker in de ontlasting die ontstekingen in de darmen aangeeft en wordt gebruikt voor het monitoren van het ziekteverloop.

Partiële enterale voeding

Een voedingsvorm waarbij een deel van de voeding via een speciale voedingsoplossing en het andere deel via normale voedingsmiddelen wordt ingenomen.

Tekort aan micronutriënten

Een tekort aan vitamines en mineralen dat kan ontstaan door malabsorptie of een onvoldoende inname en de genezing kan belemmeren.

Uitsluitdieet

Een dieet waarbij bepaalde voedingsmiddelen die ontstekingen kunnen veroorzaken voor een bepaalde periode worden weggelaten om de verdraagzaamheid te testen en de darmontsteking te verminderen.

Macronutriëntenverdeling voor remissiefase

Aanbevolen macronutriënteninname tijdens remissie.

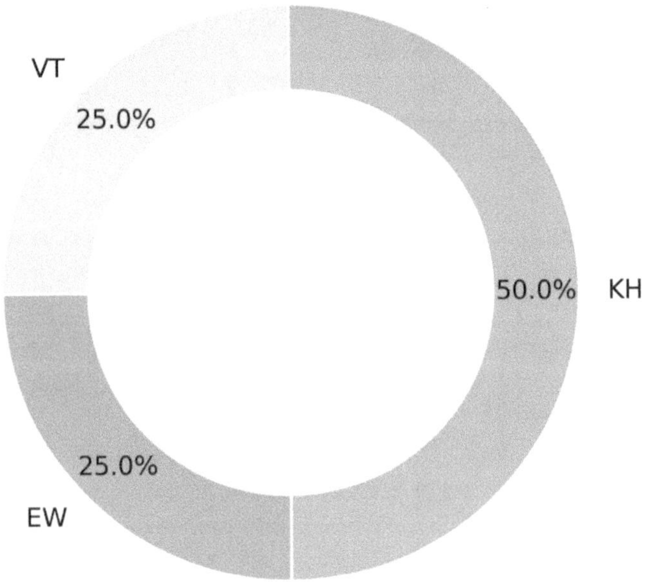

- EW: Eiwitten (Mager)
- KH: Koolhydraten (Complex)
- VT: Vetten (Gezond)

Deze grafiek visualiseert een uitgebalanceerde macronutriëntenverdeling met de nadruk op complexe koolhydraten voor langdurige energie, voldoende eiwitten voor weefselherstel en -onderhoud, en gezonde vetten voor de inname van essentiële vetzuren en algemeen welzijn. Deze balans is cruciaal voor het ondersteunen van de darmgezondheid en het behouden van remissie bij IBD.

Concrete adviezen

- Verfijn uw maaltijden in de remissiefase met zelfgekweekte kiemen die rijk zijn aan vitamines en enzymen.
- Integreer geleidelijk psylliumvezelpoeder in uw dieet om de consistentie van de ontlasting te reguleren en uw darmflora te ondersteunen.
- Drink wortelsap om de slijmvliezen te regenereren en de vitamine A-voorziening te verbeteren.
- Bereid verzachtende aardappelkompressen voor om buikpijn te verlichten en ontspanning te bevorderen.
- Ontwikkel een persoonlijk noodrecept voor de remissiefase dat u zekerheid en welzijn biedt, bijvoorbeeld een kalmerende rijstsoep.
- Varieer uw eiwitbronnen met zelfgemaakte tofu van goed verdragen peulvruchten om de voedingsstoffen diversiteit te verhogen.
- Gebruik de remissietijd om kookcursussen te volgen die speciaal voor mensen met darmziekten zijn, en leer nieuwe, goed verdragen recepten kennen.
- Ontwikkel uw eigen kruidenmix die uw spijsvertering ondersteunt en uw gerechten een bijzondere smaak geeft.
- Integreer regelmatige beweging in uw dagelijkse routine om de darmmotiliteit te bevorderen en het algemene welzijn te verhogen.
- Creëer een ontspannen sfeer tijdens de maaltijden om de spijsvertering positief te beïnvloeden.
- Probeer zelf gefermenteerde groenten zoals zuurkool te bereiden om de controle over de ingrediënten te behouden.
- Vertrouw op de kracht van de natuurgeneeskunde en bespreek met uw arts of natuurgeneeskundige het gebruik van geneeskrachtige planten zoals kamille of munt.
- Reflecteer regelmatig op uw voeding en pas deze aan op uw individuele behoeften en de huidige toestand van uw darmen.

3. 3 Langdurige voedingsaanpassing

Een langdurige aanpassing van de voeding is essentieel voor het welzijn bij chronisch-inflammatoire darmziekten (CED) en kan de ziekteprogressie positief beïnvloeden. De juiste inname van voedingsstoffen kan tekorten voorkomen en ontstekingen verminderen, maar stelt betrokkenen ook voor uitdagingen bij de individuele uitvoering in het dagelijks leven. Een behoeftegerichte voeding vereist een continue aanpassing aan het huidige ziekteverloop en de persoonlijke behoeften. Ontdek in dit hoofdstuk hoe u uw voeding kunt optimaliseren en uw levenskwaliteit duurzaam kunt verbeteren.

Langdurige voedingsverandering bij CED vereist individuele aanpassing en begeleiding om tekorten te voorkomen, ontstekingen te verminderen en de levenskwaliteit duurzaam te verbeteren.

Behoeftegerichte Nährstoffinname

Bij chronisch-inflammatoire darmziekten (CED) zoals de ziekte van Crohn of colitis ulcerosa is een behoeftegerichte Nährstoffinname cruciaal voor het welzijn en het ziekteverloop. Ontstekingen in het darmkanaal kunnen de opname van voedingsstoffen belemmeren, wat kan leiden tot tekorten. [s62] Een aangepaste voeding kan helpen deze tekorten te compenseren en het lichaam optimaal van energie en belangrijke voedingsstoffen te voorzien. De individuele Nährstoffinname moet afgestemd zijn op het ziekteverloop, de huidige ziektefase (acuut of remission) en de individuele behoeften van de patiënt. In een acute opvlamming kunnen bijvoorbeeld voedingsstofverliezen door diarree en malabsorption verhoogd zijn, wat een verhoogde behoefte aan bepaalde vitaminen en mineralen met zich meebrengt. Bijzonder belangrijk is de voldoende voorziening van eiwitten, aangezien deze nodig zijn voor de opbouw en reparatie van weefsel. Een verhoogde eiwitbehoefte kan bij CED ontstaan door ontstekingen, bloedverlies en verstoorde eiwitvertering. Hoogwaardige eiwitbronnen zijn mager vlees, vis, eieren, zuivelproducten en peulvruchten. De verdraagzaamheid van individuele voedingsmiddelen kan echter verschillen en moet in het kader van voedingsadvies worden besproken. Naast eiwitten speelt ook de vetinname een belangrijke rol. Terwijl ontstekingsbevorderende vetten zoals verzadigde en transvetten verminderd moeten worden, zijn omegafettsaeuren, die in vette vis zoals zalm en makreel voorkomen, ontstekingsremmend en kunnen ze het ziekteverloop positief beïnvloeden. De opname van vezels is bij CED ambivalent. Terwijl vezels de darmgezondheid bevorderen, kunnen ze bij acute opvlammingen de klachten verergeren. Daarom moet de vezelinname individueel worden aangepast en moeten oplosbare vezels, zoals die in fruit en groenten voorkomen, de voorkeur krijgen. Vitaminen en mineralen zijn ook essentieel voor de gezondheid en het immuunsysteem. Bij CED kan de opname van vitaminen zoals vitamine B12, vitamine D, foliumzuur en mineralen zoals ijzer, zink en calcium belemmerd zijn. Regelmatige controle van de bloedwaarden is daarom belangrijk om tekorten vroegtijdig te herkennen en eventueel te compenseren met supplementen. Daarnaast kan een voedingsverandering die tegemoetkomt aan de individuele behoeften helpen om tekorten te voorkomen. Zo kan bijvoorbeeld bij een aangetoond ijzertekort rood vlees in combinatie met vitamine C-rijke voedingsmiddelen zoals paprika de ijzeropname verbeteren. De vochtinname is bij CED, vooral bij diarree, van groot belang. Voldoende vocht helpt om het vochtverlies te compenseren en de darmfunctie te ondersteunen. Er wordt aanbevolen om minstens 1,5-2 liter water per dag te drinken. Een behoeftegerichte Nährstoffinname bij CED vereist een individuele benadering en moet in overleg met een arts of diëtist plaatsvinden. Een voedingsadvies kan helpen om een voedingsplan op te stellen dat is afgestemd op de individuele behoeften en om intoleranties te identificeren. [s62] Door een gerichte aanpassing van de voeding kunnen tekorten worden voorkomen, ontstekingen worden verminderd en de kwaliteit van leven worden verbeterd.

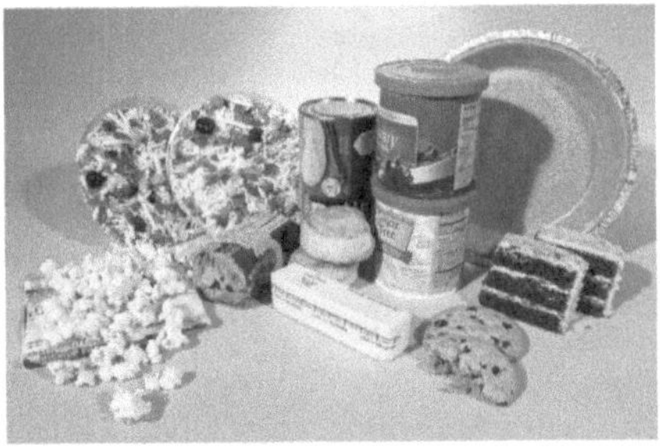

Transvetten [i41]

Goed om te weten

Supplementen

Voedingssupplementen die vitaminen, mineralen of andere voedingsstoffen bevatten en kunnen worden gebruikt om voedingsstoftekorten bij CED te compenseren wanneer de voeding alleen niet voldoende is.

Transvetten

Onverzadigde vetzuren die voorkomen in geharde plantaardige oliën en sommige bewerkte voedingsmiddelen. Ze kunnen ontstekingen bevorderen en moeten bij CED worden beperkt.

Voedingsinname en beschikbaarheid bij IBD

Beschikbaarheid vs. inname van voedingsstoffen, grootte naar behoefte.

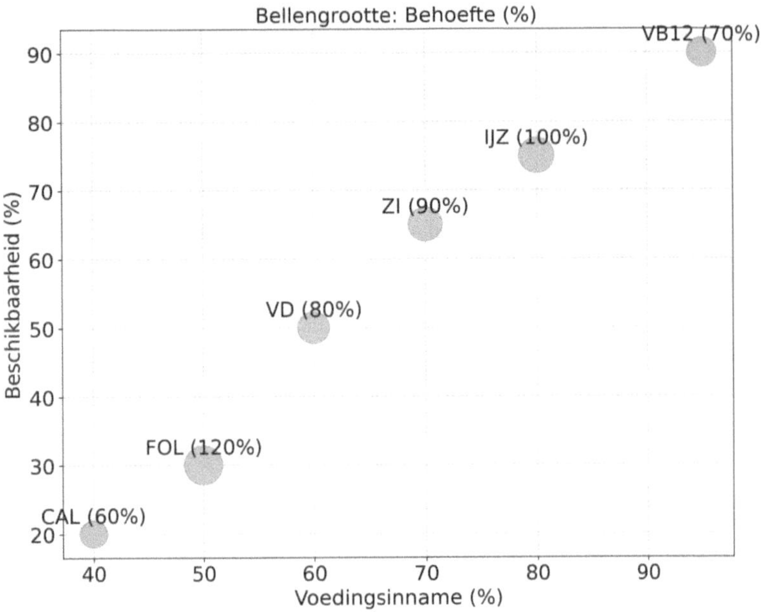

Blasengröße: Behoefte (%)

CAL: Calcium

IJZ: IJzer

VD: Vitamine D

FOL: Folaat

VB12: Vitamine B12

ZI: Zink

Deze grafiek visualiseert de complexe relatie tussen voedingsinname, beschikbaarheid en individuele behoefte bij personen met IBD. Over het algemeen is een hogere inname gecorreleerd met een hogere beschikbaarheid. De variërende bellengroottes benadrukken echter dat de individuele behoeften aanzienlijk verschillen. Sommige personen met een hoge inname hebben mogelijk nog steeds onvervulde behoeften, wat duidt op mogelijke absorptieproblemen of verhoogde behoeften als gevolg van ziekteactiviteit. Omgekeerd kunnen sommige mensen met een lagere inname aan hun behoeften voldoen, mogelijk door gerichte suppletie of effectief dieetbeheer. Dit onderstreept het belang van gepersonaliseerde voedingsplannen bij IBD-management.

Evenwichtige maaltijdplanning

Evenwichtige maaltijdplanning bij chronisch-ontstekingsziekten van de darmen richt zich op een optimale voedingsstoffenvoorziening die tegemoetkomt aan de individuele behoeften tijdens de ziekte. Een belangrijk aspect is de identificatie van voedselintoleranties, die, vergelijkbaar met katten met ontstekingsziekten van de darmen [s63], ontstekingsprocessen in de darmen kunnen verergeren. Een gerichte eliminatiedieet, waarbij potentieel onverdraagzame voedingsmiddelen systematisch worden geëlimineerd en weer geïntroduceerd, kan helpen deze triggers te identificeren en zo de basis te leggen voor een individueel voedingsplan [s64]. Dit plan moet niet alleen rekening houden met de intoleranties, maar ook voldoen aan de behoefte aan essentiële voedingsstoffen. Een evenwichtig maaltijdplan bij CED omvat een voldoende inname van macronutriënten – eiwitten, vetten en koolhydraten – in de juiste samenstelling. Eiwitten zijn essentieel voor de regeneratie van het darmslijmvlies en moeten daarom in voldoende hoeveelheden worden geconsumeerd. Geschikte eiwitbronnen zijn bijvoorbeeld mager gevogelte, vis, eieren of plantaardige alternatieven zoals tofu of linzen. Bij de keuze van vetten moeten ontstekingsbevorderende verzadigde en transvetten worden vermeden en in plaats daarvan worden gekozen voor ontstekingsremmende omega-3-vetzuren, die in vette vis of lijnzaadolie voorkomen. Koolhydraten leveren energie aan het lichaam. Het is raadzaam om te kiezen voor complexe koolhydraten uit volle granen, fruit en groenten, omdat deze rijk zijn aan vezels en de bloedsuikerspiegel langzamer laten stijgen. De hoeveelheid vezels moet echter individueel worden aangepast, aangezien vezelrijke voedingsmiddelen de klachten kunnen verergeren tijdens acute opvlammingen. Een vermindering van vezels, met name onoplosbare vezels, kan tijdens een opvlamming zinvol zijn en een geleidelijke verhoging in remissiefasen. Naast macronutriënten zijn micronutriënten zoals vitamines en mineralen van groot belang voor de functie van het immuunsysteem en de algemene gezondheid. Aangezien

CED de opnamecapaciteit van de darmen kan beïnvloeden, is het belangrijk om te zorgen voor een adequate voorziening van deze voedingsstoffen. Bijzonder relevant zijn vitamine B12, vitamine D, foliumzuur, ijzer, zink en calcium. Regelmatige bloedonderzoeken helpen mogelijke tekorten te identificeren en indien nodig te compenseren door middel van suppletie. Een evenwichtige voeding met veel vers fruit en groenten, volle granen en magere eiwitbronnen helpt om aan de behoefte aan micronutriënten te voldoen. Voldoende vochtinname is ook belangrijk, vooral bij diarree. Voldoende vocht helpt om het vochtverlies te compenseren en de spijsvertering te ondersteunen. Minimaal 1,5-2 liter water of ongezoete thee per dag is aan te raden. Net als bij de behandeling van katten met ontstekingsziekten van de darmen [s63] kan ook bij CED een voedingsverandering al na korte tijd leiden tot een verbetering van de symptomen. Het is echter belangrijk om de voeding op lange termijn aan te passen om een aanhoudende remissie te bereiken en de kwaliteit van leven te verbeteren [s64]. Samenwerking met een diëtist is nuttig om een individueel voedingsplan te ontwikkelen dat tegemoetkomt aan de specifieke behoeften en intoleranties en zorgt voor een optimale voedingsstoffenvoorziening. Een dergelijk plan kan, zoals bij de enterale voeding, ook gericht worden ingezet voor remissieductie, vooral bij kinderen en jongeren [s64].

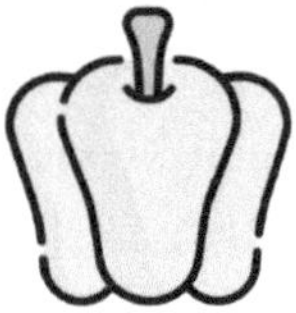

Goed om te weten

Enterale voeding

Bij enterale voeding worden alle voedingsstoffen in vloeibare vorm via een sonde direct in de maag of dunne darm toegediend. Deze methode kan bij chronisch-ontstekingsziekten van de darmen, vooral bij kinderen en jongeren, worden ingezet voor remissieductie wanneer de normale voedselinname niet voldoende is.

Essentiële voedingsstoffen

Essentiële voedingsstoffen zijn levensnoodzakelijke stoffen die het lichaam niet zelf kan aanmaken en daarom via de voeding moet opnemen. Bij chronisch-ontstekingsziekten van de darmen is een adequate inname van deze voedingsstoffen bijzonder belangrijk, omdat de ziekte de opnamecapaciteit van de darmen kan beïnvloeden.

Macronutriënten

Macronutriënten zoals eiwitten, vetten en koolhydraten worden in grotere hoeveelheden nodig en leveren energie en bouwstoffen voor het lichaam. Een evenwichtige inname van macronutriënten is bij chronisch-ontstekingsziekten van de darmen belangrijk voor de regeneratie van het darmslijmvlies en de algemene gezondheid.

Gebalanceerd dieet voor IBD

Macronutriëntenverdeling voor IBD-beheer.

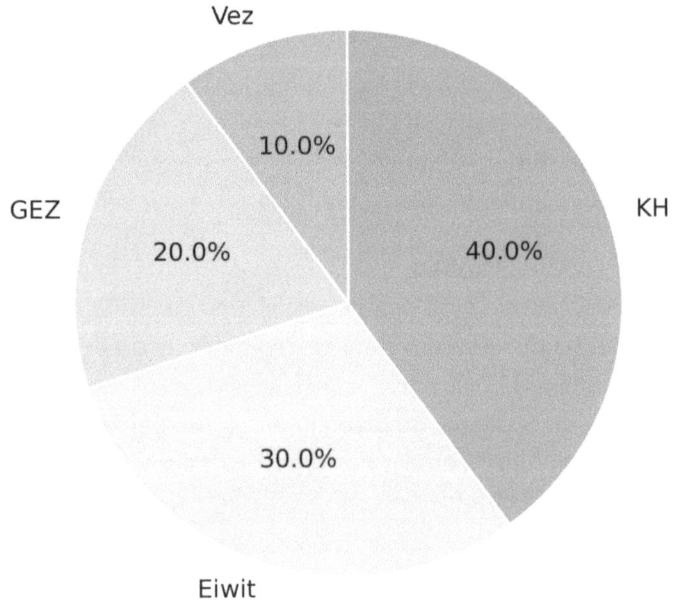

Eiwit: Eiwitten (Mager vlees, vis, gevogelte, eieren, peulvruchten, tofu)

GEZ: Gezonde vetten (Avocado, olijfolie, noten, zaden)

KH: Koolhydraten (Volkoren granen, fruit, groenten)

Vez: Vezels (Oplosbaar en onoplosbaar - aanpassen op basis van tolerantie)

Deze grafiek visualiseert een gebalanceerde macronutriëntenverdeling die geschikt is voor personen met chronische inflammatoire darmaandoeningen (IBD). De nadruk op eiwitten ondersteunt weefselherstel en immuunfunctie. Complexe koolhydraten leveren langdurige energie zonder de ontsteking te verergeren, terwijl gezonde vetten cruciaal zijn voor de opname van voedingsstoffen en het algehele welzijn. De vezelinname is matig om spijsverteringsongemakken te voorkomen en het type en de hoeveelheid vezels moeten worden aangepast op basis van individuele tolerantie tijdens verschillende ziektefasen. Deze verdeling is erop gericht om ontstekingstriggers te minimaliseren en tegelijkertijd voldoende voeding te bieden voor de algehele gezondheid.

Regelmatige maaltijdritmes

Regelmatige maaltijden zijn een belangrijke factor voor de gezondheid van het spijsverteringsstelsel, vooral bij chronisch-inflammatoire darmziekten (CED). Een constante maaltijdritme kan het darmkanaal ontlasten en de spijsverteringsprocessen stabiliseren [s65]. Onregelmatig eten kan daarentegen de darmmotiliteit verstoren en de ontstekingsprocessen in de darm beïnvloeden. Door het vestigen van een vast eetritme, onder andere met drie hoofdmaaltijden en eventueel twee tot drie tussendoortjes, kan de darmactiviteit worden gereguleerd en kunnen klachten worden verlicht. Dit helpt het lichaam te wennen aan een voorspelbare voedingsinname en minimaliseert zo spijsverteringsschommelingen. Het consequent naleven van een dergelijk ritme ondersteunt de natuurlijke spijsverteringsprocessen en kan zo leiden tot een vermindering van CED-symptomen. Daarnaast is het raadzaam om te letten op een evenwichtige samenstelling van de maaltijden, rijk aan fruit, groenten en met een gezonde verhouding van onverzadigde tot verzadigde vetzuren [s65]. Een dergelijke voedingsstijl bevordert niet alleen de darmgezondheid, maar versterkt ook het gehele immuunsysteem. Regelmatige maaltijden, gecombineerd met een gezonde voeding, kunnen het risico op CED verlagen en de verloop van de ziekte positief beïnvloeden [s65]. Wie bijvoorbeeld dagelijks op hetzelfde tijdstip ontbijt, 's middags en 's avonds eet, laat zijn lichaam wennen aan een vast ritme.

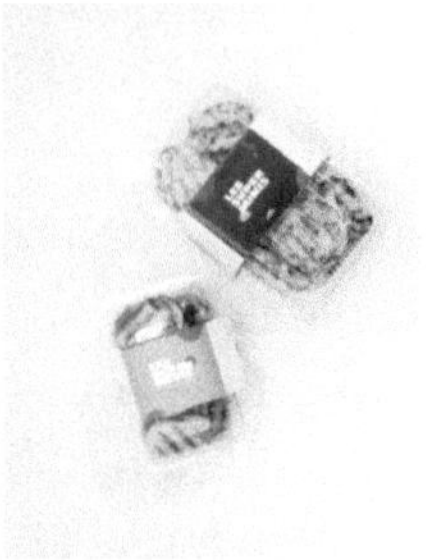

Tussendoortje [i42]

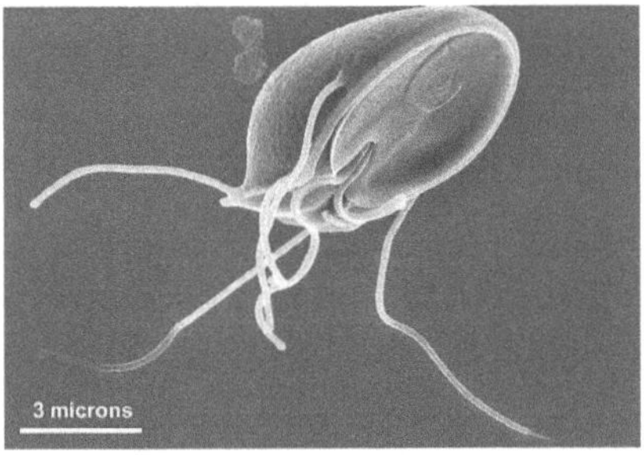

darmmotoriek [i43]

Goed om te weten

Darmmotiliteit

Het vermogen van de darm om voedsel door spiercontracties te transporteren. Bij CED kan de darmmotiliteit aangetast zijn, wat kan leiden tot constipatie of diarree. Een aangepaste voeding kan de darmmotiliteit positief beïnvloeden.

Voorbeeld maaltijdverdeling voor IBD

Visuele weergave van een uitgebalanceerd maaltijdplan verdeeld over de dag.

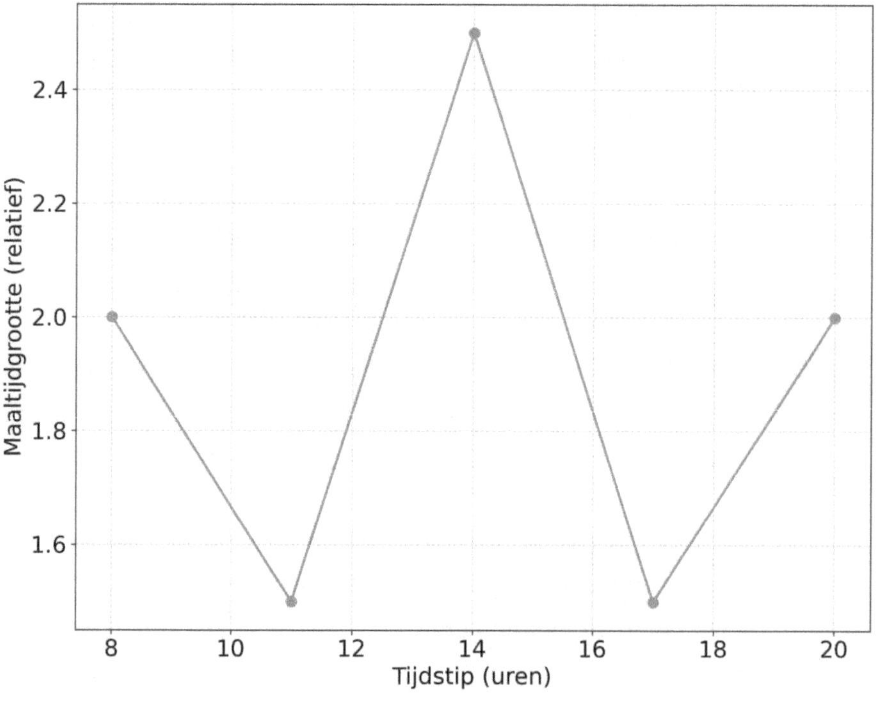

Deze grafiek toont een regelmatig eetpatroon met kleinere, frequentere maaltijden, wat gunstig kan zijn voor het beheersen van IBD-symptomen. De consistente inname helpt de spijsvertering te reguleren en overbelasting van het spijsverteringsstelsel te voorkomen. Let op de afwezigheid van voedselinname gedurende de nacht om een rustperiode mogelijk te maken.

Concrete adviezen

- Koppel uw maaltijden aan positieve emoties door ze in aangenaam gezelschap te genieten.
- Richt uw focus op de verscheidenheid aan verdraagzame voedingsmiddelen en ontdek nieuwe smaken.
- Stel een persoonlijke lijst samen met 'welzijnsvoedsel' waar u in uitdagende tijden op kunt terugvallen.
- Integreer mindful eet oefeningen in uw dagelijks leven om uw waarneming van honger- en verzadigingssignalen te verfijnen.
- Visualiseer het positieve effect van uw voeding op uw darmen en versterk zo uw motivatie.
- Beloon uzelf voor uw successen bij de voedingsverandering, maar niet met voedsel, maar met andere positieve ervaringen.
- Ontwikkel een strategie voor het omgaan met moeilijke situaties waarin het moeilijk is om uw dieet vol te houden.
- Zie uw voedingsverandering niet als een opoffering, maar als een kans voor meer welzijn en levenskwaliteit.
- Laat u inspireren door de natuur en integreer wilde kruiden of eetbare bloemen in uw voeding.
- Experimenteer met verschillende texturen in uw maaltijden om uw zintuigen te prikkelen en het eten interessanter te maken.
- Creëer uw eigen kruidentuin en gebruik de verse kruiden in uw gerechten.
- Documenteer uw favoriete recepten en stel een persoonlijk kookboek samen voor uw langdurige voedingsaanpassing.

Terugblik - 3. Voedingsstrategieën tijdens het ziekteverloop

Een gerichte voedingsstrategie kan u helpen bij chronisch-inflammatoire darmziekten (CED) om uw symptomen te verlichten en uw kwaliteit van leven te verbeteren. De weg naar een optimale voeding bij CED is echter individueel en vereist een zorgvuldige afstemming op uw persoonlijke behoeften en reacties. Tijdens een acute opvlamming staat de ontlasting van het spijsverteringskanaal voorop. Richt u op licht verteerbaar voedsel, zoals havermoutpap, compote, gestoomde groenten en mager eiwit. Vermijd bekende trigger-voedingsmiddelen die uw klachten verergeren, zoals vette, sterk gekruide gerechten, gasvormende voedingsmiddelen of citrusvruchten. Houd een voedingsdagboek bij om verbanden tussen uw voeding en uw symptomen te herkennen. Let vooral op een voldoende vochtinname om het verlies door diarree te compenseren. Kruidenthee, verdunde vruchtensappen en heldere bouillons zijn naast water geschikte dranken.

Na het afnemen van de opvlamming begint de geleidelijke herintroductie van voedingsmiddelen. Richt u in eerste instantie op de principes van een licht verteerbaar dieet en breid uw menu langzaam en gecontroleerd uit. Begin met kleine hoeveelheden en observeer uw reactie nauwlettend. Verhoog de vezelinname voorzichtig om de darmen niet te overbelasten. Een voedingsdagboek kan u helpen om intoleranties te identificeren en uw voeding dienovereenkomstig aan te passen. De overgang van witbrood naar mengbrood en uiteindelijk naar volkorenbrood is een goed voorbeeld van de geleidelijke uitbreiding van de voeding. Ook de bereiding van de gerechten speelt een rol: gepureerde soepen vervangen stukjes voedsel, gestoomde groenten worden vervangen door knapperig gebakken groenten.

In de remissiefase richt de voeding zich op het herstel van de voedingsvoorraden en de langdurige stabilisatie van de darmgezondheid. Een evenwichtige voeding met voldoende macro- en micronutriënten is nu bijzonder belangrijk. Zorg voor een adequate eiwitinname voor de regeneratie van het darmslijmvlies en geef de voorkeur aan ontstekingsremmende omega-3-vetzuren. Ook al zijn er in de remissie minder beperkingen nodig, u moet nog steeds letten op uw individuele intoleranties en trigger-voedingsmiddelen vermijden. Regelmatige maaltijden dragen bij aan de stabilisatie van de spijsvertering en helpen het lichaam te wennen aan een gelijkmatige voedingsinname. Kleinere, maar energierijke maaltijden, verspreid over de dag, kunnen de spijsvertering verder ontlasten.

De uitvoering van deze voedingsstrategieën kan in het dagelijks leven uitdagend zijn. Planning, discipline en de ondersteuning van familie en vrienden zijn belangrijke factoren voor succes. Schroom niet om professionele hulp in te schakelen. Een voedingsadvies kan u helpen een individueel voedingsplan op te stellen dat is afgestemd op uw behoeften en uw ziekteverloop. Met een doordachte voedingsstrategie kunt u uw CED actief beïnvloeden, uw symptomen beheersen en uw kwaliteit van leven duurzaam verbeteren. Blijf volhouden – uw gezondheid zal u dankbaar zijn!

4. Aanvullende voedingsmaatregelen

Hoe kunnen we ons lichaam optimaal ondersteunen bij chronisch-inflammatoire darmziekten? De juiste voeding vormt weliswaar de basis van de therapie, maar soms heeft ons spijsverteringssysteem extra hulp nodig. Gerichte supplementen kunnen de voedingsstoffenvoorziening waarborgen en het genezingsproces bevorderen. Met de juiste hulpmiddelen en strategieën kan het dagelijks leven met CED aanzienlijk worden vergemakkelijkt. In dit hoofdstuk ontdekt u welke aanvullende maatregelen uw persoonlijke therapiesucces kunnen vergroten.

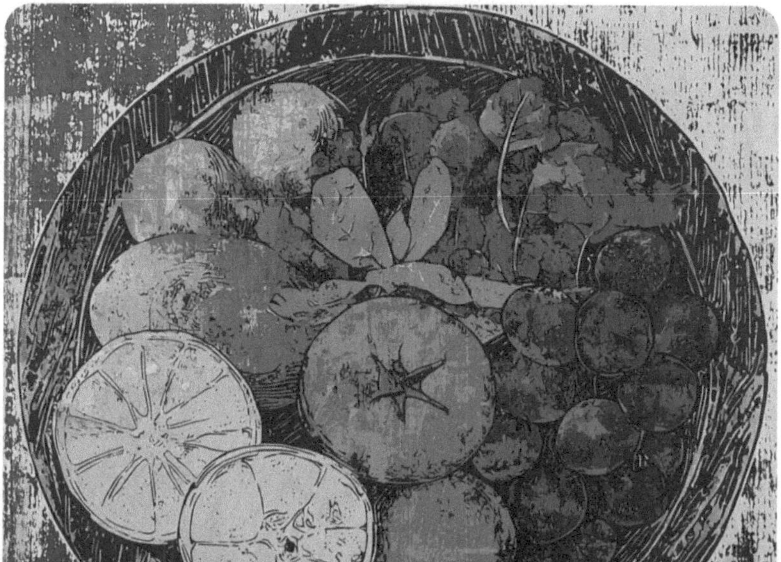

4. 1 Voedingssupplementen

Bij chronisch-inflammatoire darmziekten (CED) kan de opname van voedingsstoffen aanzienlijk worden beïnvloed. Ontstekingen, medicijnen en chirurgische ingrepen beïnvloeden de behoefte aan en de benutting van vitamines, mineralen en sporenelementen. Dit kan leiden tot tekorten met verstrekkende gevolgen, van vermoeidheid en anemie tot ernstigere ziekteverlopen. Een gerichte aanvulling van de voeding met voedingsstoffen kan deze problemen tegengaan en de therapie ondersteunen. Maar de juiste keuze en dosering zijn cruciaal om overdosering en ongewenste bijwerkingen te voorkomen. Lees verder om te ontdekken welke voedingsstoffen bij CED bijzonder relevant zijn en hoe een individuele supplementatiestrategie kan worden ontwikkeld.

Bij chronisch-inflammatoire darmziekten is gerichte suppletie van voedingsstoffen onder medische supervisie, gebaseerd op individuele tekorten, cruciaal, terwijl een algemene inname van multivitamine- of multimineralenpreparaten vermeden moet worden vanwege het risico op overdosering en ongewenste bijwerkingen.

Vitaminepreparaten gericht gebruiken

Bij chronisch-ontstekende darmziekten (CED) kan het gericht innemen van vitaminepreparaten noodzakelijk zijn om tekortkomingen te compenseren. Ontstekingen en veranderingen in het darmkanaal kunnen de opname van bepaalde voedingsstoffen, waaronder vitamines, beïnvloeden. [s66] Een veelvoorkomend tekort bij CED betreft vitamine B12, dat essentieel is voor de zenuwfunctie, bloedvorming en DNA-synthese. Normaal gesproken wordt vitamine B12 via de voeding opgenomen, voornamelijk uit dierlijke producten. Bij CED kan echter de opname in de darm verstoord zijn, bijvoorbeeld door ontstekingen in het ileum, het laatste deel van de dunne darm, waar vitamine B12 voornamelijk wordt opgenomen. Ook chirurgische ingrepen aan de darm, zoals het verwijderen van delen van het ileum, kunnen de opname van vitamine B12 blijvend beïnvloeden. In dergelijke gevallen is gerichte suppletie met vitamine B12 belangrijk om een tekort en daarmee samenhangende neurologische symptomen of bloedarmoede te voorkomen. Het innemen van vitamine B12 in hoge dosering als tablet kan even effectief zijn als injecties. [s66] Deze orale inname van hoge doses omzeilt de verstoorde opname in de darm, aangezien een klein deel van de vitamine ook passief via het mondslijmvlies kan worden opgenomen. Regelmatige controle van het vitamine B12-niveau in het bloed door de arts is raadzaam om de dosering van de suppletie individueel aan te passen en een optimale voedingsstatus te waarborgen. Naast vitamine B12 kunnen er bij CED ook tekorten aan andere vitamines, zoals vitamine D, foliumzuur of vitamine K, optreden. Daarom is een uitgebreide diagnostiek en een op de individuele behoeften afgestemde therapie door de arts belangrijk. Een algemene inname van multivitaminepreparaten zonder voorafgaande afstemming kan echter leiden tot overdoseringen en ongewenste bijwerkingen. De gerichte suppletie van afzonderlijke vitamines, gebaseerd op de resultaten van bloedonderzoeken en onder

medisch toezicht, is daarom de betere manier om tekortkomingen effectief en veilig te compenseren en de gezondheid bij CED te ondersteunen.

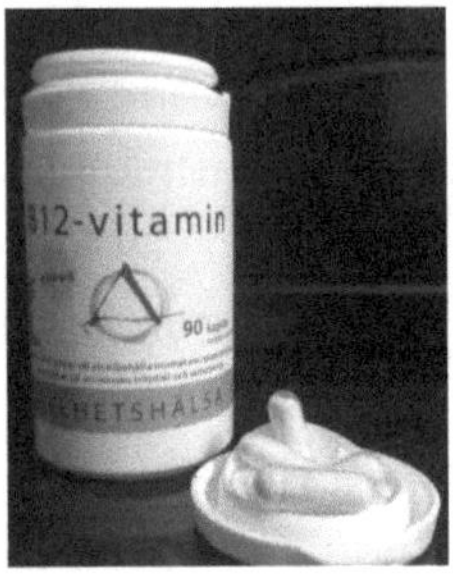

Vitamine B12 [i44]

Goed om te weten

Multivitaminepreparaten

Preparaten die een combinatie van verschillende vitamines bevatten. Bij CED moet de inname van multivitaminepreparaten met een arts worden besproken om overdoseringen te voorkomen.

Overdoseringen

De inname van voedingsstoffen in hoeveelheden die de aanbevolen dagelijkse behoefte overschrijden. Overdoseringen kunnen schadelijk voor de gezondheid zijn en moeten worden vermeden.

Tekortkomingen

Tekortkomingen bij CED kunnen ontstaan door onvoldoende opname van voedingsstoffen of een verhoogde behoefte door ontstekingen. Ze kunnen zich in verschillende symptomen uiten en moeten door geschikte suppletie worden verholpen.

Vitaminepreparaten

Bij CED kunnen vitaminepreparaten nodig zijn om tekorten door malabsorptie of verhoogde behoefte te verhelpen. Ze moeten echter gericht en onder medisch toezicht worden ingenomen om overdoseringen te voorkomen.

Effectiviteit van vitaminesupplementen bij IBD

Relatieve effectiviteit van veelgebruikte vitaminesupplementen voor het verminderen van IBD-symptomen.

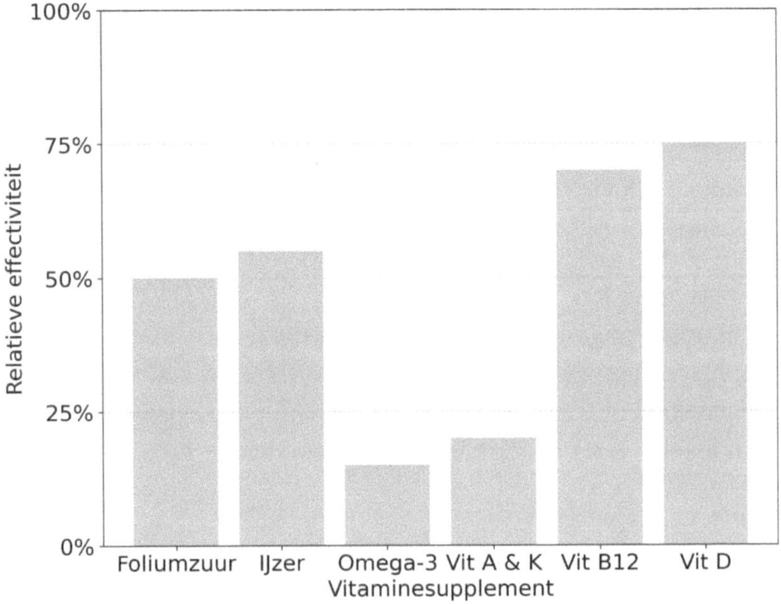

Fol: Foliumzuur

IJz: IJzer

O-3: Omega-3-vetzuren

Vit A & K: Vitamine A en K

Vit B12: Vitamine B12

Vit D: Vitamine D

Hoewel vitamine D en B12 een veelbelovende effectiviteit laten zien bij het beheersen van IBD-symptomen, hebben ijzer en foliumzuur een matige impact. Vitamine A en K en omega-3 laten een minimaal effect zien en vereisen verder onderzoek om hun rol bij de behandeling van IBD te bevestigen. Deze gegevens suggereren een gerichte benadering van suppletie, gericht op vitamines met bewezen werkzaamheid zoals D en B12, rekening houdend met de individuele behoeften en tekortkomingen van de patiënt.

Mineralen suppletie

Mineralen spelen een cruciale rol in diverse lichaamsfuncties en kunnen bij chronisch-ontstekingsziekten van de darmen (CED) worden aangetast door malabsorption, ontstekingen of medicamenteuze therapieën. Een tekort kan verstrekkende gevolgen hebben, variërend van algemene zwakte en vermoeidheid tot specifieke symptomen, zoals anemie bij ijzertekort. [s67] Daarom is het belangrijk om de mineralenstatus via bloedtesten te controleren om gericht tekorten aan te vullen. Ijzertekort komt bij CED bijzonder vaak voor en kan leiden tot bloedarmoede. [s68] [s67] Een orale ijzersuppletie is meestal de eerste keuze, maar in sommige gevallen kan ook intraveneuze toediening noodzakelijk zijn. Een ander veelvoorkomend tekort betreft magnesium, dat vooral bij ernstige diarree optreedt. [s67] Hier kan een orale magnesiuminname het niveau normaliseren. Zink is ook relevant, omdat het betrokken is bij het immuunsysteem en de wondgenezing. Een zinktekort kan het risico op ziekte-uitbraken en ziekenhuisopnames verhogen. [s69] Een supplementierung kan, zoals bij een patiënt met de ziekte van Crohn en terugkerende fistels, de wondgenezing ondersteunen en het welzijn verbeteren. Ook vitamine D is bij CED vaak onvoldoende, waarbij een tekort zowel gevolg als

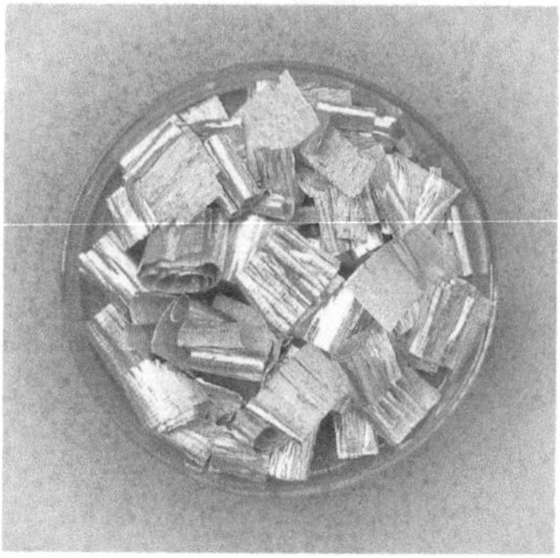

Magnesium [i45]

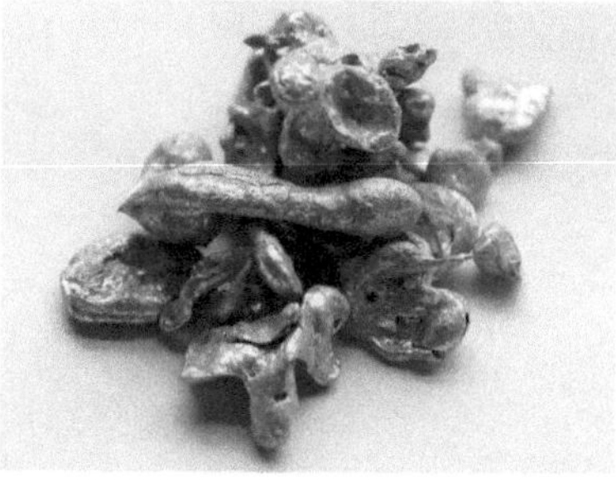

Zink [i46]

risicofactor voor de ziekte kan zijn. [s70] Een vitamine D-suppletie kan het risico op terugval verlagen. [s70] Bij een aangetoond tekort kan de arts, zoals bij een patiënt met colitis_ulcerosa en een laag vitamine D-niveau, een individuele doseringsaanbeveling doen – ongeveer 1000-2000 eenheden per dag [s70] – uitspreken. Het routinematig innemen van multimineralen zonder voorafgaande diagnostiek is niet aan te raden, omdat dit kan leiden tot overdoseringen. De gerichte suppletie van individuele mineralen, gebaseerd op de individuele testresultaten en onder medisch toezicht, is de voorkeur. [s67] Zo kan de therapie optimaal worden afgestemd op de behoeften van de patiënt en kunnen mogelijke risico's worden geminimaliseerd.

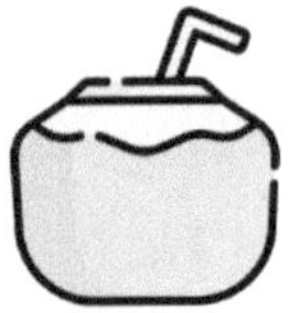

Micronutriënten tekorten bij IBD

Veelvoorkomende micronutriënten tekorten die suppletie vereisen bij IBD-patiënten.

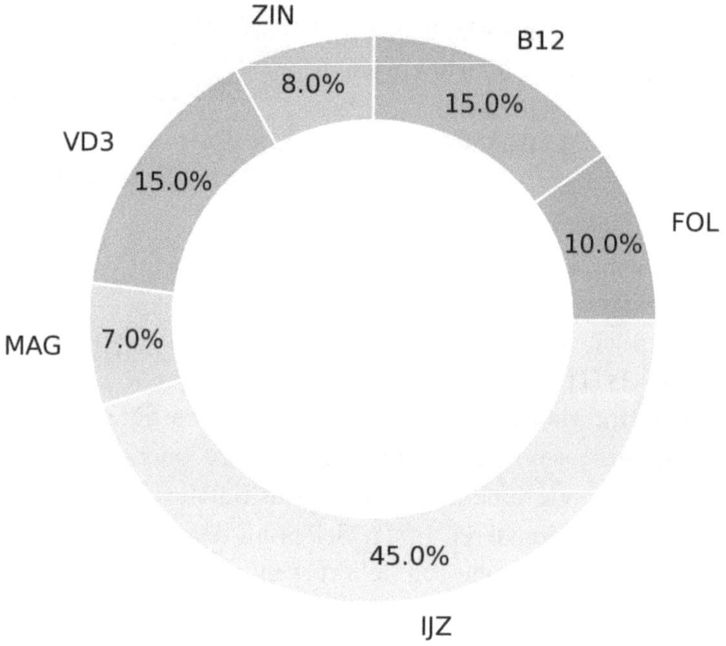

B12: Vitamine B12

IJZ: IJzer

VD3: Vitamine D

FOL: Foliumzuur

MAG: Magnesium

ZIN: Zink

IJzertekort komt het meest voor, wat het belang van ijzersuppletie bij IBD-management benadrukt. B12- en foliumzuurtekorten, hoewel minder vaak voorkomend dan ijzer, zijn nog steeds aanzienlijk en rechtvaardigen overweging voor suppletie. Vitamine D-tekort vertegenwoordigt ook een aanzienlijk deel, wat de noodzaak van monitoring en mogelijke suppletie benadrukt. Zink- en magnesiumtekorten, hoewel minder frequent, dragen nog steeds bij aan het algehele profiel van micronutriënten tekort bij IBD.

Spoorelementen aanvullen

Chronisch-ontstekingsdarmziekten (CED) gaan vaak gepaard met een veranderde behoefte aan spoorelementen. Ontstekingen, malabsorptie en medicamenteuze therapieën kunnen de balans van deze essentiële micronutriënten beïnvloeden. Zink en selenium zijn twee voorbeelden van spoorelementen waarvan een tekort vaak voorkomt bij CED-patiënten en klinische gevolgen kan hebben [s71]. Zink is onder andere belangrijk voor het behoud van de darmbarrière en de functie van het immuunsysteem. Een zinktekort kan de ontsteking verergeren door de beschermende functie van het darmslijmvlies te verstoren en de immuunrespons te veranderen [s71]. Selenium daarentegen is betrokken bij ontstekingsprocessen en een tekort kan geassocieerd worden met een ernstiger ziekteverloop [s71]. Het bepalen van de spoorelementstatus is echter complex, aangezien serumspiegels bij chronische ontsteking fluctueren en niet altijd de werkelijke behoefte weerspiegelen [s71]. Een gerichte supplementierung met zink en selenium zou desondanks een positieve invloed kunnen hebben op de ziekteactiviteit en de behandelresultaten kunnen verbeteren [s71]. Naast zink en selenium kunnen, afhankelijk van de individuele situatie, ook ijzersupplementen of in geselecteerde gevallen een extra zinktoediening noodzakelijk zijn [s72]. Een algemene inname van multimineralenpreparaten is echter niet aan te raden. De supplementatie moet eerder plaatsvinden op basis van een uitgebreide diagnostiek en

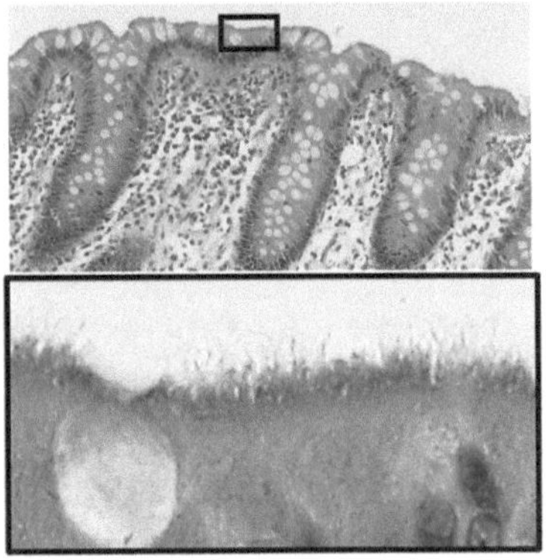

darmslijmvlies [i47]

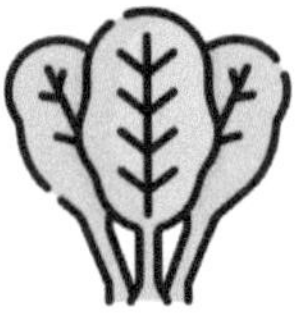

onder medische supervisie om overdosering te voorkomen en de individuele behoefte te dekken. Zo kan een patiënt met de ziekte van Crohn en terugkerende fisteln, bij wie een zinktekort is vastgesteld, profiteren van een gerichte zinktoediening om de wondgenezing te bevorderen.

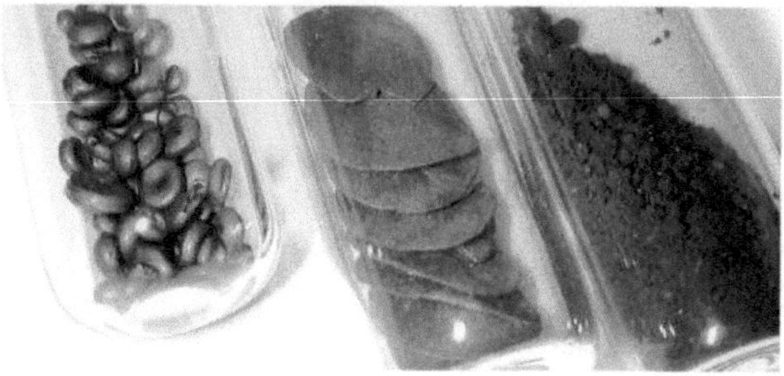

Selenium [i48]

Goed om te weten

Multimineralenpreparaten
Voedingssupplementen die een combinatie van verschillende mineralen bevatten. Bij CED is het af te raden om deze ongecontroleerd in te nemen, omdat een overdosering van bepaalde mineralen mogelijk is en interacties met medicijnen kunnen optreden.

Spoorelementen
Essentiële mineralen die het lichaam slechts in kleine hoeveelheden nodig heeft, maar die toch onmisbaar zijn voor verschillende stofwisselingsprocessen. Bij CED kan supplementatie noodzakelijk zijn om tekorten te compenseren die door de ziekte zelf of de behandeling ontstaan.

Tekortfrequentie bij CED

Frequentie van spoorelementtekorten

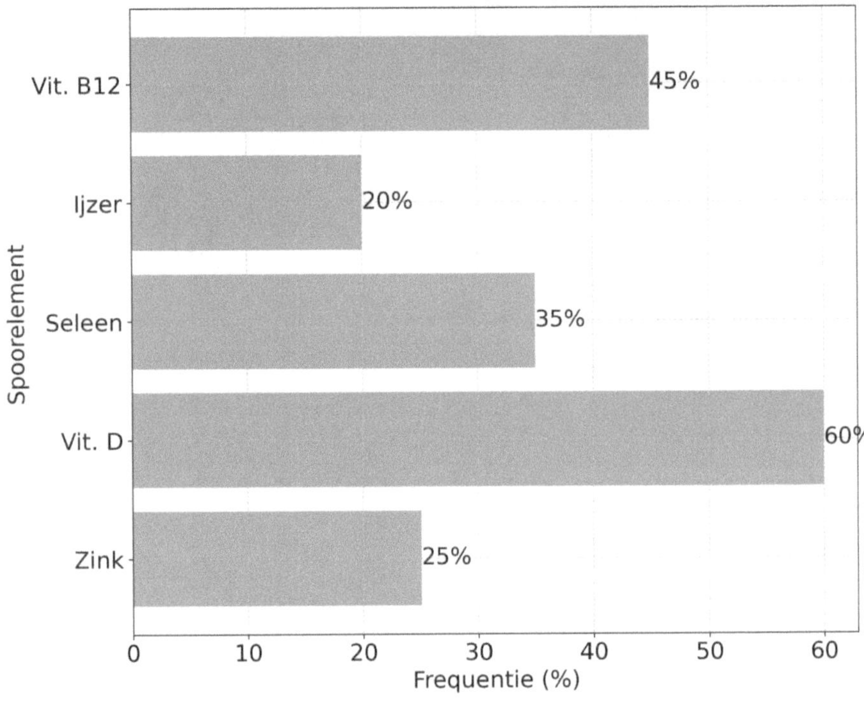

B12: Vitamine B12

IJZ: Ijzer

SEL: Seleen

VD3: Vitamine D

ZIN: Zink

Ijzertekort komt het meest voor bij CED-patiënten, gevolgd door zink- en seleentekort. Vitamine B12- en vitamine D-tekort komen minder vaak voor, maar moeten toch in de gaten worden gehouden. De gegevens benadrukken de noodzaak van regelmatige controle van de spoorelementstatus bij CED.

Concrete adviezen

- Maak gebruik van de kracht van groene smoothies om voedingsstoffen te aanvullen en ontstekingsremmende stoffen zoals spinazie en gember te integreren.
- Stel een individuele voedingsmatrix samen die rekening houdt met uw behoeften, verdraagzaamheid en de interacties van supplementen.
- Probeer liposomale voedingssupplementen om de opname in de darmen te verbeteren en de biologische beschikbaarheid te verhogen.
- Kies voor plantaardige eiwitpoeders van erwten, rijst of hennep om de eiwitinname bij intoleranties voor dierlijke producten te waarborgen.
- Integreer prebiotische vezels zoals inuline of resistente zetmeel om de groei van nuttige darmbacteriën gericht te bevorderen.
- Combineer voedingssupplementen op een verstandige manier, bijvoorbeeld vitamine D met vitamine K2 voor een optimale benutting.
- Laat regelmatig uw micronutriëntenstatus controleren en pas de dosering van uw supplementen dienovereenkomstig aan.
- Kies voor voedingssupplementen in poedervorm om de dosering flexibel aan uw behoeften aan te passen en in smoothies of soepen te integreren.
- Let op de kwaliteit van uw voedingssupplementen en kies producten van vertrouwde fabrikanten met een transparante etikettering.
- Informeer naar mogelijke interacties tussen voedingssupplementen en uw medicijnen.
- Bewaar uw voedingssupplementen op een koele, donkere plaats om de houdbaarheid en effectiviteit te waarborgen.
- Reflecteer op de werking van uw voedingssupplementen en documenteer veranderingen in uw welzijn in een dagboek.

4. 2 Ondersteuning van de spijsvertering

Spijsverteringsproblemen vormen een aanzienlijke belasting bij chronisch-inflammatoire darmziekten (CED) en beïnvloeden de levenskwaliteit van de betrokkenen aanzienlijk. Een verstoorde darmflora, voedingsstoftekorten en onvoldoende enzymactiviteit dragen bij aan deze problemen. Aanvullende voedingsmaatregelen bieden hier diverse benaderingen ter ondersteuning van de spijsvertering en verlichting van de symptomen. Probiotica, plantaardige spijsverteringshulpmiddelen en enzympreparaten kunnen - gericht ingezet - positieve effecten hebben op de darmgezondheid en het welzijn. De juiste keuze en toepassing van deze maatregelen vereisen echter gedegen kennis en individuele aanpassing. Lees verder om meer te leren over de verschillende mogelijkheden voor spijsverteringsondersteuning bij CED en om de voor u passende strategie te ontwikkelen.

De individuele afstemming van de probiotische stammen met een arts is cruciaal, vooral bij immuungecompromitteerde personen, om de darmflora gericht te ondersteunen en ontstekingen te verminderen.

Probiotische Culturen

Probiotische culturen, levende micro-organismen met potentieel gezondheidsbevorderende eigenschappen, kunnen een ondersteunende rol spelen bij chronisch-inflammatoire darmziekten (CED) [s73] [s74]. Ze kunnen de samenstelling van de darmflora positief beïnvloeden en zo de barrièrefunctie van het darmslijmvlies versterken [s73]. Probiotica bevorderen de productie van kurzkettigen_fettsaeuren (SCFAs), die als energiebron voor de cellen van het darmslijmvlies dienen en zo hun regeneratie ondersteunen [s75]. Bovendien kunnen probiotica de immuunrespons moduleren door de productie van ontstekingsremmende cytokines te beïnvloeden en de activiteit van immuuncellen te reguleren [s74]. Zo helpen ze om overmatige ontstekingsreacties in de darm te verminderen, die een centrale rol spelen bij CED. De verschillende werkingsmechanismen van probiotica – zoals de manipulatie van de intestinale microbiota, de onderdrukking van ziekteverwekkers, de immunomodulatie en de versterking van de intestinale barrière – kunnen elkaar aanvullen en zo bijdragen aan een verbetering van de symptomen [s74]. Bij de keuze van probiotica is het belangrijk om op de specifieke bacteriestammen te letten, aangezien hun werking kan variëren [s75]. Een product met een combinatie van verschillende stammen die elkaar in hun werking aanvullen, kan

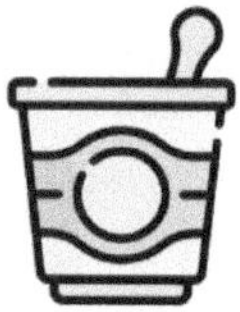

bijvoorbeeld zinvol zijn om de diversiteit van de darmflora te verhogen en tegelijkertijd ontstekingsremmende effecten te bereiken. Het is belangrijk dat het gebruik van probiotica bij CED altijd in overleg met een arts of artses gebeurt, om de juiste dosering en de geschikte bacteriestam voor de individuele situatie te bepalen. Vooral bij immuungecompromitteerde personen is voorzichtigheid geboden [s76] [s77].

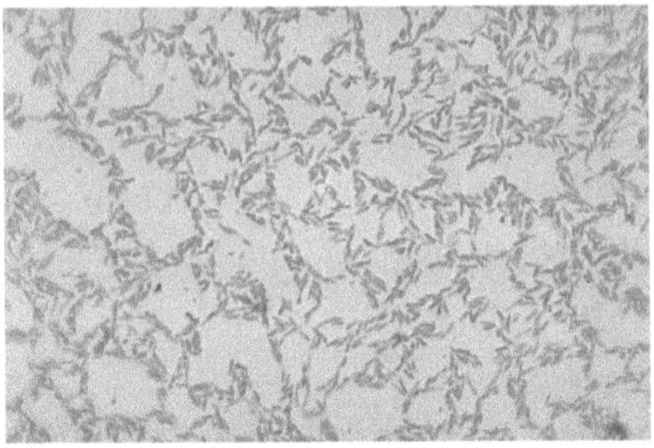

Darmflora [i49]

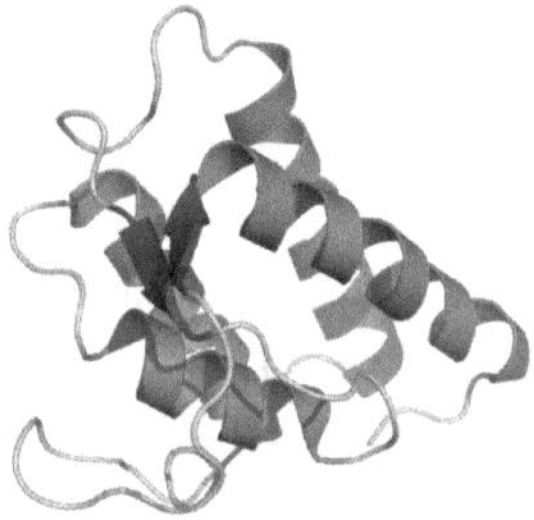

Cytokinen [i50]

Goed om te weten

Intestinale barrière

De intestinale barrière, ook wel darmbarrière genoemd, is een beschermlaag in de darm die voorkomt dat schadelijke stoffen en ziekteverwekkers uit de darm in het lichaam komen. Bij CED is deze barrière vaak verzwakt, wat kan leiden tot ontstekingen en andere problemen. Probiotica kunnen helpen om de intestinale barrière te versterken en de functie ervan te verbeteren.

Intestinale microbiota

De intestinale microbiota, ook wel darmflora genoemd, verwijst naar de totale verzameling van alle micro-organismen die de darm bewonen. Ze speelt een cruciale rol in de spijsvertering, het immuunsysteem en de algemene gezondheid. Bij CED is de samenstelling van de darmflora vaak verstoord, wat kan bijdragen aan een verergering van de symptomen. Probiotica kunnen helpen om de darmflora te stabiliseren en zo de darmgezondheid te verbeteren.

Probiotische culturen

Probiotische culturen zijn levende micro-organismen die, wanneer ze in voldoende hoeveelheid worden ingenomen, de darmgezondheid positief kunnen beïnvloeden. Bij CED kunnen ze helpen om de balans van de darmflora te herstellen en het darmslijmvlies te versterken. Dit kan leiden tot een vermindering van ontstekingen en een verbetering van de spijsverteringsfunctie.

Probiotische werkzaamheid bij IBD

Effectiviteit van probiotische stammen bij IBD per dosering en voorkomen.

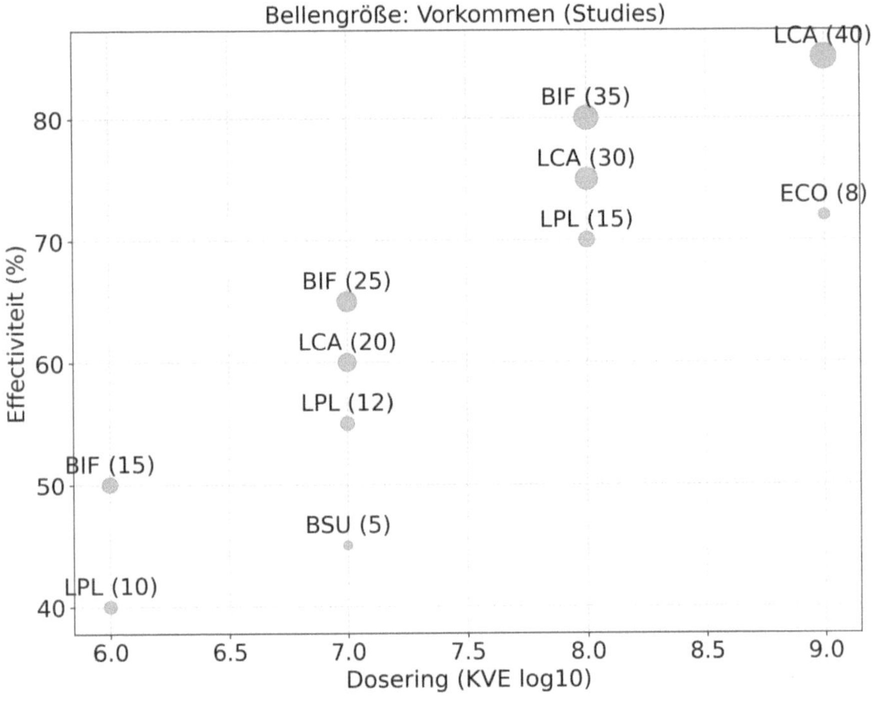

Blasengröße: Voorkomen (Studies)

BIF: B. bifidum

ECO: E. coli Nissle 1917

LPL: L. plantarum

BSU: B. subtilis

LCA: L. casei

Hogere doseringen van L. casei en B. bifidum vertonen een sterkere correlatie met effectiviteit, terwijl L. plantarum effectiviteit over een breder doseringsbereik aantoont. Het voorkomen benadrukt de prevalentie van onderzoek naar specifieke stammen, wat suggereert dat meer onderzoek nodig is voor stammen met een lager voorkomen.

Plantaardige spijsverteringshulpmiddelen

Plantaardige spijsverteringshulpmiddelen kunnen aanvullend op de reguliere medische behandeling worden ingezet bij chronisch-ontstekingsziekten van de darmen (CED). Studies suggereren dat plantaardige therapieën de ontstekingsactiviteit bij experimentele colitis kunnen verminderen door de waarden van ontstekingsindices, waaronder serumcytokinen en indices van oxidatieve stress, te verlagen [s78]. De positieve effecten zijn gebaseerd op verschillende mechanismen zoals immunoregulatie, antioxidatieve activiteit en de remming van leukotrieen B4 en de nucleaire factor-κB [s78]. Polyfenolen, die in veel planten voorkomen, kunnen bijvoorbeeld de ziekteactiviteit verminderen [s79]. Ook ballaststoffe, met name plantaardige vezels, hebben een positieve invloed op de symptomen van CED door gastro-intestinale klachten te verlichten [s79]. Een vezelrijk dieet kan zo de levenskwaliteit van betrokkenen verbeteren en zelfs leiden tot klinische remissie [s79]. Ook een dieet met een laag FODMAP-gehalte kan de levenskwaliteit verbeteren door klinische gastro-intestinale symptomen en klachten te verminderen [s79]. Wie zijn dieet wil aanpassen, moet dit geleidelijk doen en de verdraagzaamheid van de verschillende voedingsmiddelen in de gaten houden. Aloë vera, traditioneel gebruikt voor de behandeling van constipatie, bevat anthraquinonen, die een laxerende werking hebben [s80]. De langdurige en hoge dosering van aloë vera moet echter met voorzichtigheid worden benaderd, omdat dit kan leiden tot elektrolytverlies.

Goed om te weten

Anthraquinonen

Anthraquinonen zijn natuurlijke laxativa die in aloë vera voorkomen. Ze stimuleren de darmactiviteit en kunnen helpen bij constipatie. Een langdurige inname van anthraquinonen kan echter leiden tot elektrolytverlies en afhankelijkheid.

Nucleaire factor-ϰB

De nucleaire factor-ϰB (NF-ϰB) is een transcriptiefactor die een sleutelrol speelt bij ontstekingsreacties. De remming van NF-ϰB kan de productie van ontstekingsbevorderende cytokinen verminderen en zo de ontsteking in de darm verlichten.

Oxidatieve stress

Oxidatieve stress ontstaat door een onbalans tussen vrije radicalen en antioxidanten in het lichaam. Bij CED kan oxidatieve stress de darmwand beschadigen en ontstekingen verergeren. Een antioxidantenrijk dieet kan helpen om oxidatieve stress te verminderen en de darmwand te beschermen.

Effectieve plantenstoffen voor spijsverteringsondersteuning bij IBD

Verdeling van effectieve plantenstoffen voor spijsverteringsondersteuning bij IBD.

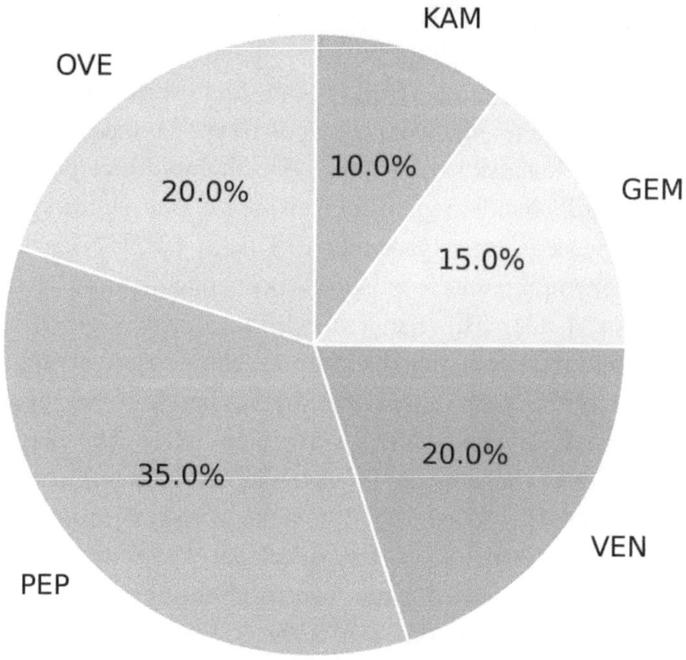

GEM: Gember
KAM: Kamille
OVE: Overige (bv. Kurkuma, Aloë Vera)
PEP: Pepermuntolie
VEN: Venkel

Hoewel pepermuntolie de grootste potentiële voordelen laat zien, kan een combinatie van verschillende plantenstoffen zoals venkel, gember en kamille een meer holistische benadering bieden voor het beheersen van spijsverteringsongemakken bij IBD. Verder onderzoek is nodig om de synergetische effecten van deze stoffen volledig te begrijpen.

Enzympreparaten

Enzympreparaten kunnen worden toegepast bij spijsverteringsproblemen in het kader van chronisch-inflammatoire darmziekten (CED). Een tekort aan spijsverteringsenzymen, bijvoorbeeld door een exocriene pancreasinsufficiëntie (EPI), beïnvloedt de opname van voedingsstoffen en kan leiden tot maldigestie en malabsorptie [s81] [s82]. Een enzymvervangingstherapie (PERT) kan hier verlichting bieden en de vetvertering verbeteren, wat een positieve invloed kan hebben op symptomen en levenskwaliteit [s81]. De therapie met pancreasenzymen is de standaardbehandeling bij EPI en wordt ook gebruikt bij cystische fibrose, die vaak gepaard gaat met EPI [s83] [s82]. Naast de klassieke, dierlijke enzympreparaten zijn er ook plantaardige en microbiële alternatieven [s83]. Bij aangetoonde steatorroe, gewichtsverlies of andere symptomen van malabsorptie is een enzymvervangingstherapie geïndiceerd [s82]. Ook bij alvleesklierkanker kan het gewichtsverlies vertragen en de levenskwaliteit verbeteren [s82]. De enzympreparaten moeten worden toegediend volgens de richtlijnen voor chronische pancreatitis [s82]. Naast de klassieke orale ijzerpreparaten zoals ferrosulfaat, ferrosuccinaat en ferrofumaraat, zijn er nieuwe orale ijzerformuleringen, zoals sucrosomale ijzer, die een hoge bio-beschikbaarheid en minder bijwerkingen vertonen [s84]. Bij actieve CED en ernstige anemie worden intraveneuze ijzerpreparaten de voorkeur gegeven, omdat ze het maag-darmkanaal omzeilen [s84]. In de VS worden orale ijzerpreparaten als eerste keuze beschouwd, terwijl in Europa intraveneuze preparaten de standaard zijn [s84]. De keuze van het geschikte ijzerpreparaat moet in overleg met een arts plaatsvinden.

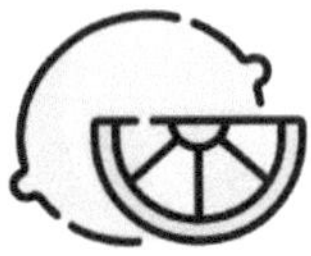

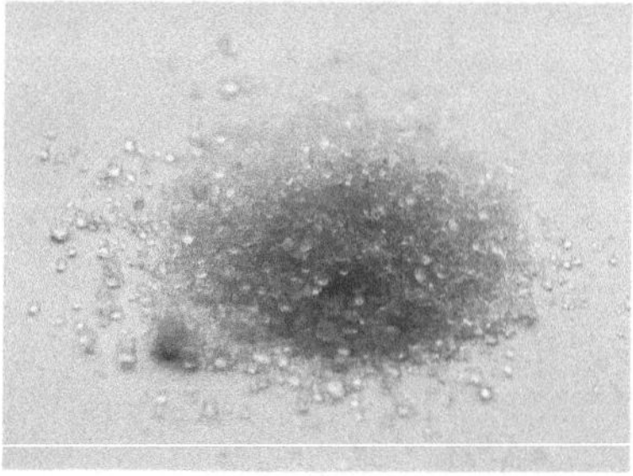

IJzer(II)sulfaat [i51]

Bio-beschikbaarheid

Geeft aan hoeveel van een ingenomen voedingsstof (bijv. ijzer) daadwerkelijk door het lichaam kan worden opgenomen en benut. Bij CED kan de bio-beschikbaarheid van voedingsstoffen worden beïnvloed.

Enzymvervangingstherapie

Hierbij worden kunstmatige spijsverteringsenzymen ingenomen om de ontbrekende enzymen van de alvleesklier te vervangen en de spijsvertering te verbeteren. Dit kan nuttig zijn voor CED-patiënten met maldigestie en malabsorptie.

Exocriene pancreasinsufficiëntie

Hier produceert de alvleesklier niet genoeg spijsverteringsenzymen. Dit kan leiden tot problemen bij de vetvertering en opname van voedingsstoffen en is bijzonder relevant bij CED.

Sucrosomale ijzer

Een speciale vorm van ijzerpreparaten die een verbeterde opname en verdraagbaarheid biedt in vergelijking met traditionele ijzerpreparaten. Kan nuttig zijn voor CED-patiënten met ijzertekort.

Enzymactiviteit in gesimuleerd spijsverteringskanaal

Enzymactiviteit in de tijd in een gesimuleerde IBD-omgeving.

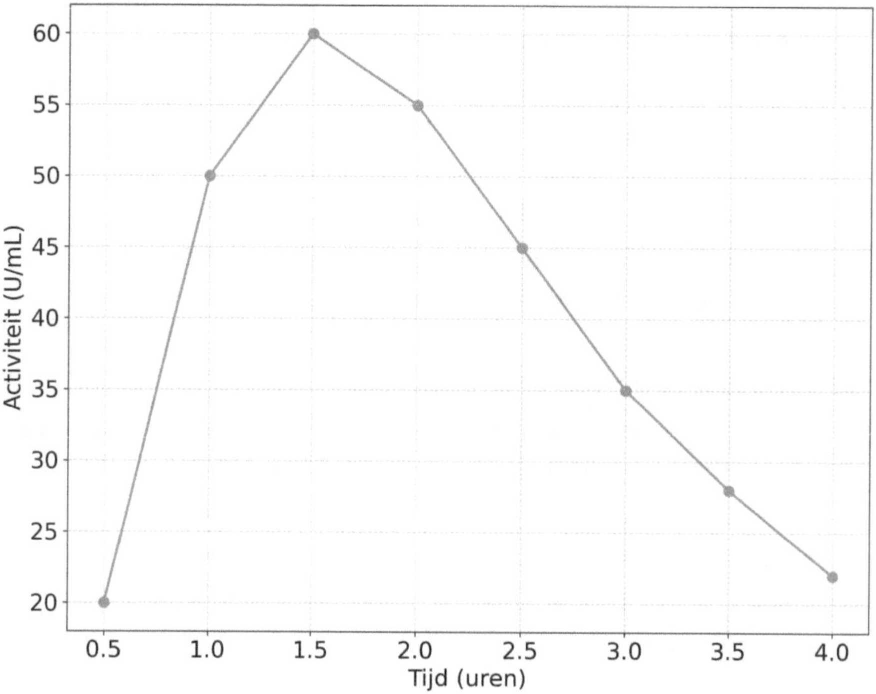

De grafiek laat een significante toename van de enzymactiviteit zien binnen het eerste uur, met een piek rond 1,5 uur. Dit suggereert een snelle initiële ondersteuning van de spijsvertering. De daaropvolgende daling duidt op een vermindering van beschikbaar substraat of mogelijke enzymdegradatie in de tijd. Het handhaven van consistente spijsverteringsondersteuning bij IBD kan herhaalde dosering of formuleringen met verlengde afgifte vereisen.

Concrete adviezen

- Investeer in een hoogwaardige blender om vezelrijke voedingsmiddelen voorzichtig te pureren en zo de spijsvertering te vergemakkelijken.
- Creëer persoonlijke kruidenmixen die je spijsvertering stimuleren en tegelijkertijd de smaak van je gerechten verrijken.
- Bereid zelf gefermenteerde dranken zoals kombucha of waterkefir en pas de fermentatieniveau aan op je individuele behoeften.
- Ontdek de wereld van geneeskrachtige paddenstoelen en integreer deze, na overleg met je arts, in je voeding.
- Leer de basisprincipes van buikmassage om je spijsvertering zachtjes te stimuleren en spijsverteringsklachten te verlichten.
- Maak gebruik van warmte: verwarm je gerechten lichtjes voor consumptie om de spijsvertering te ondersteunen.
- Experimenteer met verschillende vezelbronnen zoals lijnzaad of chiazaad en observeer de effecten op je spijsvertering.
- Duik in de wereld van de Ayurvedische keuken en ontdek specerijen en bereidingswijzen die je spijsvertering harmoniseren.
- Integreer regelmatig bitterstoffen in je voeding, bijvoorbeeld door het eten van witloof of artisjokken.
- Ontwikkel een avondroutine die je spijsvertering ondersteunt en je een herstellende slaap biedt.
- Vertrouw op de kracht van propolis en bespreek het gebruik met je arts om te profiteren van de ontstekingsremmende eigenschappen.

4. 3 Een voedingsdagboek bijhouden

Een voedingsprotocol helpt om verbanden tussen voeding en klachten bij chronisch-inflammatoire darmziekten bloot te leggen. De documentatie van voedsel, dranken, bereidingswijzen en het tijdstip van de maaltijden maakt het mogelijk om individuele triggers voor klachten te identificeren. Tegelijkertijd levert het protocol waardevolle informatie over de invloed van verschillende voedingsmiddelen op het ziekteverloop. Naast concrete symptomen zoals buikpijn of winderigheid moeten ook algemene klachten worden vastgelegd. Deze uitgebreide gegevensverzameling vormt de basis voor een gerichte aanpassing van de voeding en de ontwikkeling van een individuele voedingsstrategie. Ontdek hieronder hoe u een voedingsprotocol effectief kunt bijhouden en de verkregen inzichten optimaal kunt benutten.

Een voedingsprotocol is pas echt nuttig als naast de geconsumeerde voedingsmiddelen en hoeveelheden ook de bereidingswijze, het tijdstip van de dag, begeleidende symptomen en het algemene welzijn worden gedocumenteerd.

Symptoomdagboek aanleggen

Een symptoomdagboek dient voor de systematische registratie van klachten en hun tijdsverloop. Door de documentatie van symptomen zoals buikpijn, stoelgang, maar ook algemene klachten, kunnen terugkerende patronen worden herkend [s85] [s86]. Aanvullend op de symptoomdocumentatie is het vastleggen van de voedselinname belangrijk om verbanden tussen voeding en klachten bloot te leggen [s87] [s88]. Zo kan een symptoomdagboek helpen om persoonlijke triggers voor opvlammingen te identificeren. Noteer bijvoorbeeld naast de pijnintensiteit (licht, gemiddeld, sterk) en -duur ook het tijdstip van optreden en bijbehorende symptomen zoals winderigheid of misselijkheid. Door de gedetailleerde registratie van de voedselinname, inclusief dranken, maakt u uw symptoomdagboek tot een waardevol instrument. De gezamenlijke beschouwing van symptomen en voeding stelt u in staat om potentiële verbanden te herkennen en daardoor uw voeding gericht aan te passen. Digitale dagboek-apps kunnen de documentatie vergemakkelijken en bieden extra functies zoals diagrammen voor de visualisatie van het ziekteverloop [s88]. Let bij de keuze van een app op dat deze aan uw individuele behoeften voldoet en een gedetailleerde registratie van symptomen en voedingsmiddelen mogelijk maakt. De gezamenlijke evaluatie van uw symptoomdagboek met uw arts kan de therapie optimaliseren. [s86] Een uitgebreid symptoomdagboek ondersteunt u bij het actief deelnemen aan uw gezondheidsproces en samen met uw arts de best mogelijke therapie te vinden.

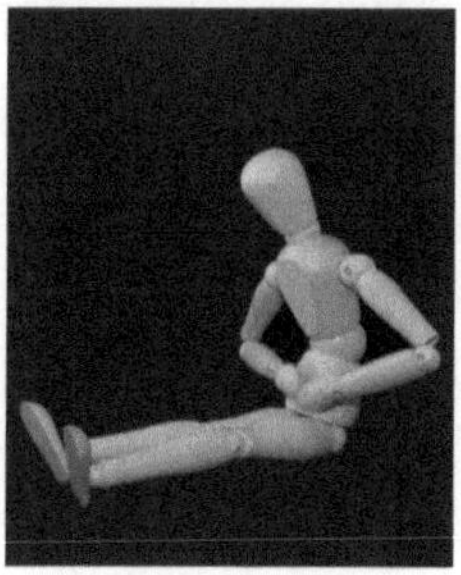

Misselijkheid [i52]

Goed om te weten

Misselijkheid

Misselijkheid is een onaangenaam gevoel in de maag dat vaak gepaard gaat met de drang om te braken. De documentatie van misselijkheid in het voedingsprotocol kan helpen om triggers in de voeding te vinden.

Symptoom

Een symptoom is een teken van een ziekte dat door de patiënt wordt waargenomen, zoals buikpijn, diarree of winderigheid. De documentatie van symptomen in het voedingsprotocol helpt om verbanden met de voeding te herkennen.

Winderigheid

Winderigheid ontstaat door een overmatige ophoping van gassen in het spijsverteringskanaal en kan leiden tot een onaangenaam vol gevoel en buikpijn. Het registreren van winderigheid in het voedingsdagboek kan helpen om winderige voedingsmiddelen te identificeren.

Correlatie tussen symptoomernst en dieet

Correlatie tussen de ernst van de symptomen en de voedselinname in de tijd.

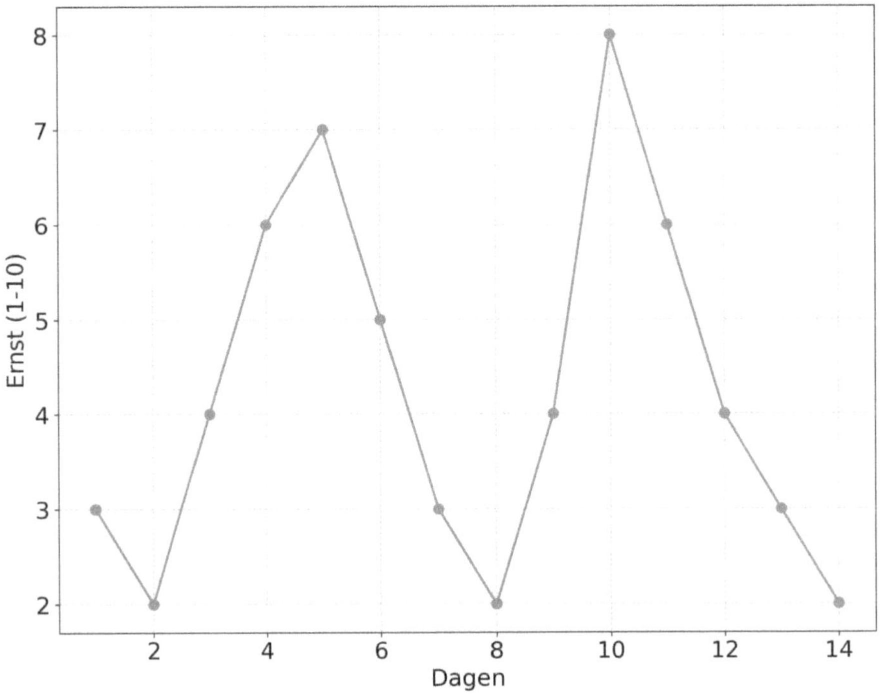

Deze grafiek toont een mogelijke correlatie tussen voedingskeuzes en de ernst van de symptomen. Verhoogde ernst van de symptomen lijkt samen te vallen met de consumptie van triggerfoods, wat suggereert dat er aanpassingen in het dieet nodig zijn en verder onderzoek naar specifieke voedselintoleranties.

Verdraagzaamheid documenteren

De documentatie van voedselverdraagzaamheid is een belangrijke stap om de individuele triggers van klachten bij chronisch-inflammatoire darmziekten te begrijpen. Een gedetailleerd voedingsprotocol, dat over een bepaalde periode wordt bijgehouden, helpt bij het herkennen van verbanden tussen voedsel en het optreden van symptomen [s89]. Naast de volledige opsomming van alle geconsumeerde voedingsmiddelen en dranken, inclusief hoeveelheden, moet het protocol ook informatie over bereidingswijzen bevatten. Zo kan de invloed van rauwe groenten in vergelijking met gekookte groenten op de spijsvertering worden onderzocht. Daarnaast is het nuttig om het tijdstip van de maaltijden te noteren om tijdsafhankelijke schommelingen in de verdraagzaamheid vast te leggen. Naast concrete symptomen zoals buikpijn, diarree of winderigheid, registreert u ook algemene klachten zoals vermoeidheid of concentratieproblemen. Deze informatie maakt een uitgebreidere analyse van de reacties van het lichaam op verschillende voedingsmiddelen mogelijk en helpt bij het identificeren van individuele unvertraeglichkeiten [s89]. De regelmatige evaluatie van het voedingsprotocol ondersteunt u bij het gericht aanpassen van uw dieet en het verlengen van klachtenvrije periodes. Een dergelijke nauwkeurige analyse kan bijvoorbeeld onthullen dat bepaalde

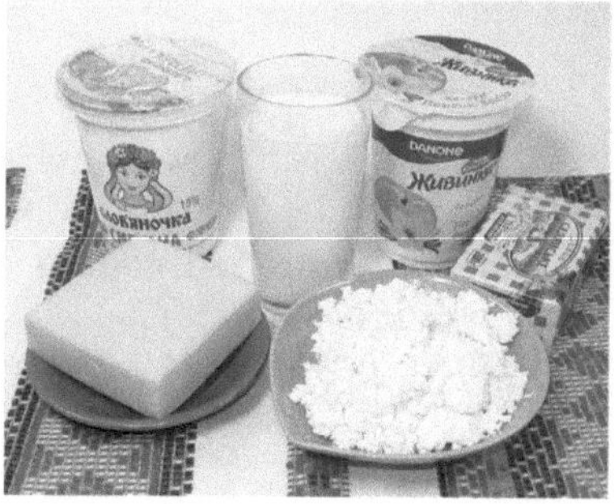

Zuivelproducten [i53]

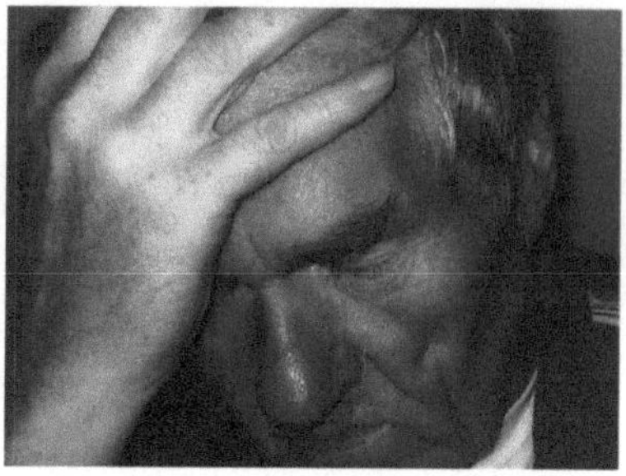

Vermoeidheid [i54]

voedselgroepen, zoals zuivelproducten of glutenbevattende granen, in bepaalde hoeveelheden of bereidingswijzen verdragen worden, terwijl andere varianten klachten veroorzaken.

Goed om te weten

Concentratieproblemen
Problemen met het concentreren op een taak of het verwerken van informatie. Deze kunnen door verschillende factoren, waaronder voeding, worden beïnvloed.

Gluten
Een eiwit dat in veel graansoorten zoals tarwe, rogge en gerst voorkomt. Gluten kan bij mensen met coeliakie of glutenintolerantie leiden tot spijsverteringsproblemen.

Klachten
Ongewenste symptomen in verband met chronisch-inflammatoire darmziekten, die door voedsel kunnen worden veroorzaakt. Voorbeelden hiervan zijn buikpijn, diarree, winderigheid, misselijkheid of constipatie.

Verdraagzaamheid
Geeft aan hoe goed een voedingsmiddel door uw spijsverteringssysteem wordt verdragen, zonder klachten zoals buikpijn, winderigheid of diarree te veroorzaken. De verdraagzaamheid kan variëren afhankelijk van de persoon en de fase van de ziekte.

Voedingspatronen herkennen

Door het consequent bijhouden van een voedingsdagboek, waarin u uw voedselinname en de daarmee samenhangende klachten documenteert, kunt u verbanden tussen uw voeding en het verloop van uw aandoening herkennen. De individuele analyse van uw dagboek stelt u in staat om terugkerende patronen te identificeren en zo de persoonlijke triggers voor klachten te begrijpen. Een voorbeeld: u merkt in het voedingsdagboek dat buikpijn en winderigheid toenemen na het consumeren van zuivelproducten. Deze observatie kan een aanwijzing zijn voor een laktoseintoleranz, die vaak voorkomt bij chronisch-inflammatoire darmziekten. Door gerichte vermindering of tijdelijke uitsluiting van zuivelproducten kunt u nagaan of de symptomen verbeteren. Een dergelijke systematische aanpak, ondersteund door het voedingsdagboek, helpt u om individuele intoleranties te herkennen en uw voeding dienovereenkomstig aan te passen. Houd er rekening mee dat er geen uniforme voedingsaanbevelingen zijn voor chronisch-inflammatoire darmziekten. Wat bij de ene patiënt klachtenvrij wordt verdragen, kan bij een andere patiënt tot klachten leiden. De samenstelling van de macronutriënten, met name de kwaliteit van de koolhydraten en vetten, is daarbij belangrijker dan de hoeveelheid. Zo kan het vermijden van sterk bewerkte voedingsmiddelen en eenvoudige suikers positieve effecten hebben op het ziekteverloop. In tegenstelling tot de westerse voedingswijze, die rijk is aan verzadigde vetten en geraffineerde suikers en in verband wordt gebracht met een verhoogd risico op chronisch-inflammatoire darmziekten, richt de ontstekingsremmende voeding zich op voedingsmiddelen met een lage glycemische index, pre- en probiotica en gezonde vetten. De aanpassing van de voedselinname aan de individuele behoeften en toleranties van de patiënt is daarbij centraal. Tijdens een opvlamming worden zachte, gepureerde gerechten aanbevolen die het spijsverteringskanaal ontzien. Met afnemende symptomen breidt u uw voedselkeuze geleidelijk uit en documenteert u zorgvuldig de reacties van uw lichaam in het voedingsdagboek. Zo verkrijgt u waardevolle inzichten in uw persoonlijke tolerantie en ontwikkelt u in de loop van de tijd een individuele voedingsstrategie die aan uw behoeften voldoet.

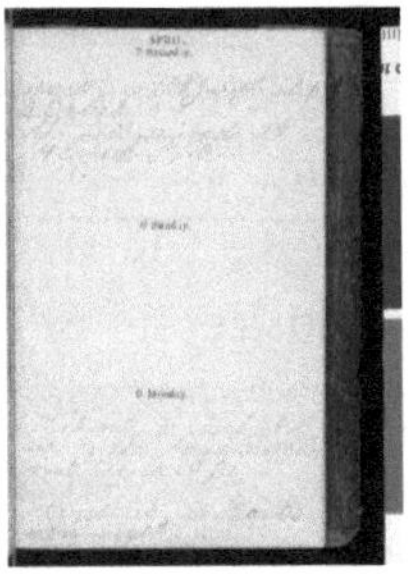

Voedingsdagboek [i55]

Goed om te weten

Glycemische Index

Een maat voor hoe snel een koolhydraatrijk voedingsmiddel de bloedsuikerspiegel beïnvloedt. Voedingsmiddelen met een lage glycemische index zijn aan te raden bij chronisch-inflammatoire darmziekten en moeten in het voedingsdagboek worden opgenomen.

Opvlamming

Acute fase van een chronisch-inflammatoire darmziekte met verergerde symptomen. De voeding tijdens een opvlamming moet in het dagboek bijzonder zorgvuldig worden gedocumenteerd, omdat deze een grote invloed op de klachten kan hebben.

Probiotica

Levende micro-organismen die de darmflora ondersteunen en bij chronisch-inflammatoire darmziekten positieve effecten kunnen hebben. Het gebruik van probiotica moet in het voedingsdagboek worden vastgelegd.

Voeding en symptoomcorrelatie bij IBD

Correlatie tussen voedselgroepen, ernst van symptomen en tijd sinds consumptie.

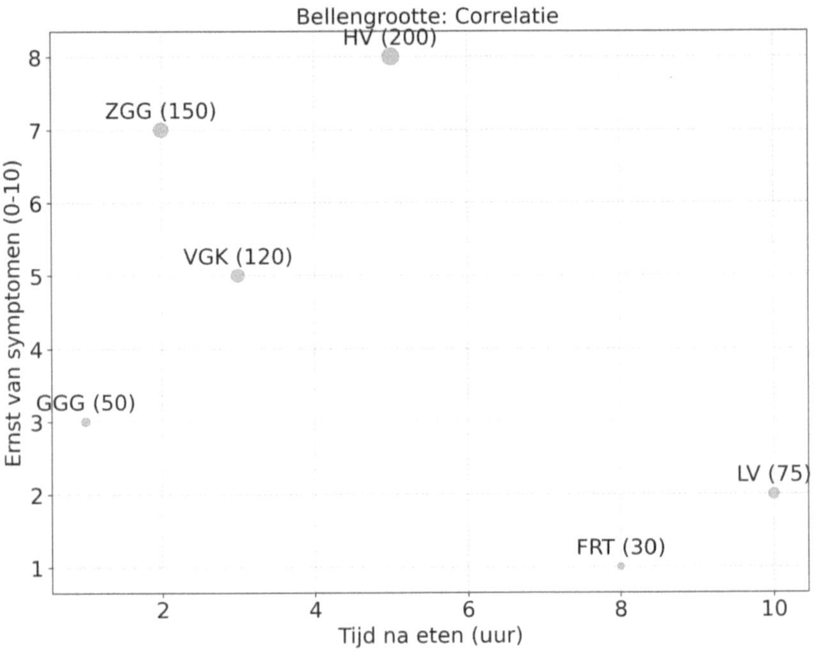

Blasengröße: Correlatie

FRT: Fruit

GGG: Groenten/Glutenvrij

HV: Hoog-Vet Vlees

LV: Laag-Vet Vlees

VGK: Vet/Gefrituurde Koolhydraten

ZGG: Zuivel/Gefermenteerde Gluten

Deze grafiek suggereert een mogelijke correlatie tussen bepaalde voedselgroepen en symptoomopflakkeringen. Grotere bellen duiden op een sterkere correlatie. De positie op de y-as geeft de gerapporteerde ernst van de symptomen weer, terwijl de x-as de gemiddelde tijd na consumptie tot het verschijnen van symptomen weergeeft. Clusters van bellen in specifieke gebieden kunnen problematische voedselgroepen en hun typische tijd tot het begin van de symptomen markeren. Een cluster van grote bellen gerelateerd aan zuivel, hoog op de y-as en laag op de x-as, zou bijvoorbeeld een sterke correlatie suggereren tussen zuivelconsumptie, ernstige symptomen en een snel begin.

Concrete adviezen

- Verander de consistentie van uw maaltijden: Pureer bijvoorbeeld soepen of stoofschotels om het spijsverteringskanaal te ontlasten, zonder belangrijke voedingsstoffen te missen.
- Noteer in uw voedingsdagboek niet alleen WAT, maar ook HOE u eet: Let op uw stemming, uw omgeving en uw verzadigingsgevoel tijdens de maaltijd.
- Voer een "verdraagbaarheidsbarometer" in: Beoordeel in het dagboek de verdraagbaarheid van elk voedingsmiddel op een schaal van 1 (zeer goed verdragen) tot 10 (onverdraagzaam).
- Experimenteer met kleine portiegroottes van nieuw geïntroduceerde voedingsmiddelen en verhoog deze langzaam om de reactie van uw lichaam nauwlettend te observeren.
- Gebruik uw voedingsdagboek om te ontdekken of de combinatie van bepaalde voedingsmiddelen klachten veroorzaakt die afzonderlijk goed verdragen worden.
- Fotografeer uw maaltijden voor uw dagboek: Zo krijgt u snel inzicht in uw voeding en herkent u verborgen patronen.
- Analyseer uw dagboek na emotionele eetbuien: Zijn er bepaalde gevoelens die u verleiden tot het eten van specifieke voedingsmiddelen?
- Noteer in het dagboek of u voor of na de maaltijd sport heeft gedaan en welke invloed dit heeft op uw verdraagbaarheid.
- Maak voor elke week een nieuw voedingsdagboek met een specifieke focus, bijvoorbeeld vezels, om gerichte inzichten te verkrijgen.
- Gebruik verschillende kleuren in het dagboek om de intensiteit van uw symptomen te visualiseren en verbanden sneller te herkennen.
- Integreer ontspanningsoefeningen in uw dagelijks leven en documenteer in het dagboek welke invloed deze hebben op uw spijsvertering.

Terugblik - 4. Aanvullende voedingsmaatregelen

Aanvullende voedingsmaatregelen spelen een belangrijke rol bij chronisch-inflammatoire darmziekten (CED), omdat ze u kunnen helpen tekorten te compenseren en uw therapie te ondersteunen. Ontstekingen en veranderingen in het spijsverteringskanaal kunnen de opname van belangrijke vitamines en mineralen beïnvloeden, wat leidt tot een verhoogde behoefte. Een gerichte en geïndividualiseerde supplementatie is daarom vaak essentieel om uw lichaam optimaal te voorzien en uw gezondheid te bevorderen. Het is cruciaal om niet lukraak te grijpen naar multivitamine- of multimineralenpreparaten, maar om uw bloedwaarden regelmatig door uw arts te laten controleren. Op basis van deze resultaten kan uw arts u een op maat gemaakt advies geven voor de supplementatie van specifieke vitamines en mineralen, zoals vitamine B12, vitamine D, ijzer, magnesium of zink. Zo voorkomt u overdoseringen en zorgt u ervoor dat u precies de voedingsstoffen krijgt die uw lichaam nodig heeft.

Naast de supplementatie van micronutriënten kunnen ook probiotica en plantaardige spijsverteringshulpmiddelen uw therapie zinvol aanvullen. Probiotica, dat zijn levende micro-organismen met gezondheidsbevorderende eigenschappen, kunnen helpen de darmflora te stabiliseren en ontstekingen te verminderen. Let bij de keuze van probiotica op de specifieke bacteriestammen en bespreek het gebruik met uw arts. Plantaardige spijsverteringshulpmiddelen, zoals vezels of bepaalde polyfenolen, kunnen ook positieve effecten hebben op uw spijsvertering en welzijn. Experimenteer voorzichtig met verschillende plantaardige preparaten en observeer nauwlettend hoe uw lichaam daarop reageert. Ook hier is overleg met uw arts aan te raden.

Om uw individuele behoeften en intoleranties te identificeren, is het bijhouden van een symptoomdagboek een waardevol instrument. Documenteer daarin niet alleen uw klachten, maar ook uw voedselinname, inclusief hoeveelheden, bereidingswijzen en tijdstippen. Zo kunt u verbanden leggen tussen bepaalde voedingsmiddelen en het optreden van uw symptomen. Digitale dagboek-apps kunnen u helpen bij de documentatie en bieden vaak extra functies zoals diagrammen om uw ziekteverloop te visualiseren. De evaluatie van uw symptoomdagboek samen met uw arts maakt een gerichte aanpassing van uw voedingsstrategie mogelijk en kan zo bijdragen aan een verbetering van uw kwaliteit van leven.

De uitvoering van deze aanbevelingen kan u in eerste instantie tijdrovend lijken. Begin daarom geleidelijk en concentreer u eerst op de aspecten die voor u het belangrijkst zijn. Integreer de documentatie van uw voeding en symptomen in uw dagelijkse routine en beschouw het als een investering in uw gezondheid. Na verloop van tijd zult u patronen herkennen en leren uw voeding optimaal af te stemmen op uw individuele behoeften. Een evenwichtige voeding, aangevuld met gerichte maatregelen, kan u helpen uw CED beter te beheersen en uw kwaliteit van leven duurzaam te verbeteren. Blijf gemotiveerd en laat u ondersteunen door uw arts of een voedingsadviseur – het loont de moeite!

5. Praktische dagelijkse uitvoering

Hoe vorm je je dagelijks leven met een chronisch-inflammatoire darmziekte, zonder dat deze constant de boventoon voert? De omgang met CED vereist doordachte routines en een goede organisatie - van de keuken tot het restaurant. Met de juiste strategieën kunnen zowel professionele als privéactiviteiten ontspannen worden beheerd, zonder in te boeten op genot en sociaal leven. De volgende pagina's tonen praktijkgerichte oplossingen voor typische alledaagse situaties en ontkrachten de mythe dat CED automatisch beperking betekent.

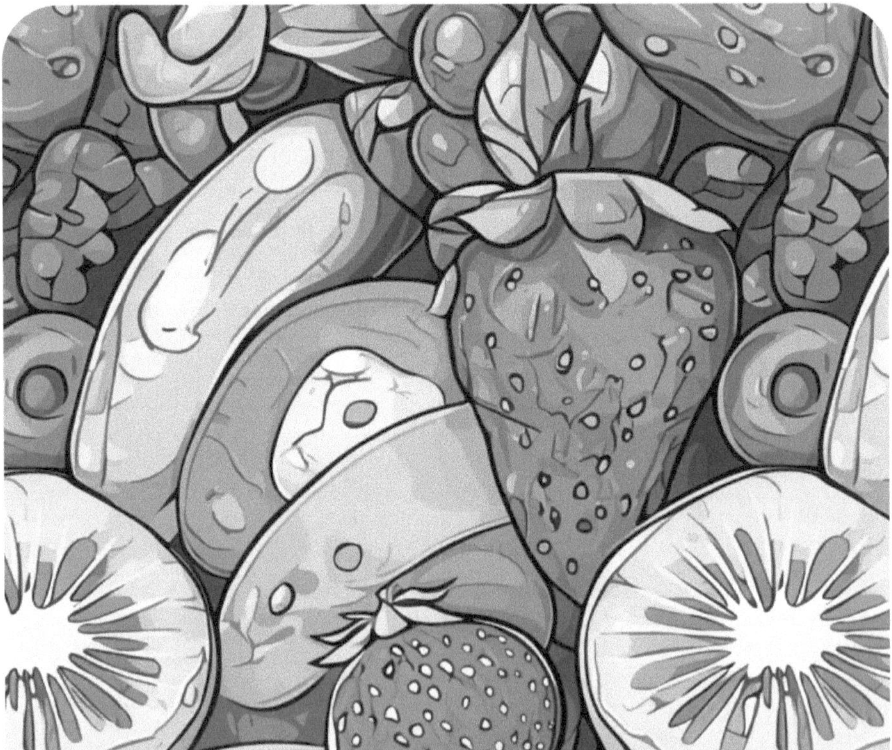

5. 1 Maaltijdbereiding

Maaltijdvoorbereiding helpt om de voeding bij chronisch-inflammatoire darmziekten (CED) in het dagelijks leven toe te passen. Een doordachte planning voorkomt stress en vergemakkelijkt de omgang met wisselende behoeften tijdens verschillende ziektefasen. Het ondersteunt de keuze van geschikte voedingsmiddelen en het naleven van portiegroottes. Tegelijkertijd bespaart het tijd en creëert het ruimte voor andere belangrijke activiteiten. Een gestructureerde aanpak bij de inkoop, bereiding en voorraadbeheer draagt aanzienlijk bij aan de succesvolle uitvoering van een individueel voedingsplan. Uitdagingen zoals tijdgebrek, beperkte energie of intoleranties kunnen door slimme planning worden overwonnen. Ontdek praktische strategieën en tips die u helpen uw maaltijden zo te organiseren dat ze uw gezondheid en welzijn bevorderen.

Een flexibele maaltijdplanning die het ziekteverloop, de individuele behoeften en het dagelijks leven integreert, vermindert stress en bevordert de langdurige dieet-naleving bij CED.

Voorraadbeheer organiseren

Een geordend voorraadbeheer vergemakkelijkt de uitvoering van een voedingsplan bij chronisch-inflammatoire darmziekten (CED). De organisatie van de voorraad moet nauw afgestemd zijn op de individuele behoeften en het huidige ziekteverloop [s90]. Tijdens een opvlamming zijn gemakkelijk verteerbare voedingsmiddelen belangrijk, in remission kan de focus liggen op vezelrijke voeding [s90]. Een voorraadbeheer gebaseerd op verse, ontstekingsremmende voedingsmiddelen ondersteunt een evenwichtige voeding [s90]. Vooral plantaardige voedingsmiddelen met oplosbare vezels bevorderen de darmgezondheid [s90]. Kennis over voedselbronnen van kritische voedingsstoffen helpt om tekorten te voorkomen [s91]. Zo kan bijvoorbeeld de behoefte aan vitamine D worden gedekt door vetarme zuivelproducten, terwijl volle melk wel rijk is aan vitamine D, maar ook veel verzadigde vetzuren bevat en vetvrije varianten weer arm zijn aan vetoplosbare vitaminen [s92]. De bereiding van verse voedingsmiddelen kan worden vergemakkelijkt door keukenapparatuur, wat vooral nuttig is bij een beperkte voedselinname tijdens acute fasen [s90]. Ook de voorkeuren van de gezinsleden moeten in overweging worden genomen om de acceptatie en daarmee de voedingsinname te waarborgen [s91]. Thuis bereide maaltijden kunnen in vergelijking met kant-en-klaar maaltijden of restaurantgerechten leiden tot een hogere energie- en eiwitinname [s91]. Bij de keuze van fruit en groenten moeten gemakkelijk verteerbare soorten de voorkeur krijgen, geschild en gekookt worden [s92]. Volkorenproducten zijn alleen aan te raden bij goede verdraagzaamheid, noten en zaden idealiter gemalen [s92]. Peulvruchten zijn vaak moeilijk verteerbaar, sommige soorten zijn echter beter verdraagbaar [s92]. Eieren moeten zachtgekookt of gepocheerd worden in plaats van roerei of gebakken [s92]. De motivatie en betrokkenheid van de betrokkenen beïnvloeden de dieet-naleving en daarmee de voedingsinname [s91]. Samenwerking met een diëtist ondersteunt de praktische uitvoering en waarborgt de voedingsvoorziening [s91].

Goed om te weten

Ontstekingsremmend

Voedingsmiddelen of voedingsstoffen die ontstekingen in het lichaam kunnen verminderen. Bij CED kunnen ontstekingsremmende voedingsmiddelen helpen om opvlammingen te verlichten en de darmgezondheid te ondersteunen. Voorbeelden hiervan zijn omega-3-vetzuren, gember of kurkuma.

Verzadigde vetzuren

Vetten die voornamelijk in dierlijke producten voorkomen. Een hoge consumptie van verzadigde vetzuren kan ontstekingen bevorderen en moet bij CED daarom worden verminderd. Onverzadigde vetzuren, bijvoorbeeld in olijfolie of vis, hebben daarentegen een ontstekingsremmende werking.

Vezels

Ongespecificeerde voedingsbestanddelen die de darmgezondheid kunnen bevorderen. Oplosbare vezels, bijvoorbeeld in havermout, vormen een gelachtige substantie in de darm die de spijsvertering reguleert. Onoplosbare vezels, bijvoorbeeld in volkorenproducten, verhogen het stoelgangvolume. Bij CED moet de vezelinname individueel worden aangepast, aangezien sommige vezels tijdens een acute opvlamming klachten kunnen verergeren.

Houdbaarheid van Levensmiddelen

Houdbaarheid in de koelkast

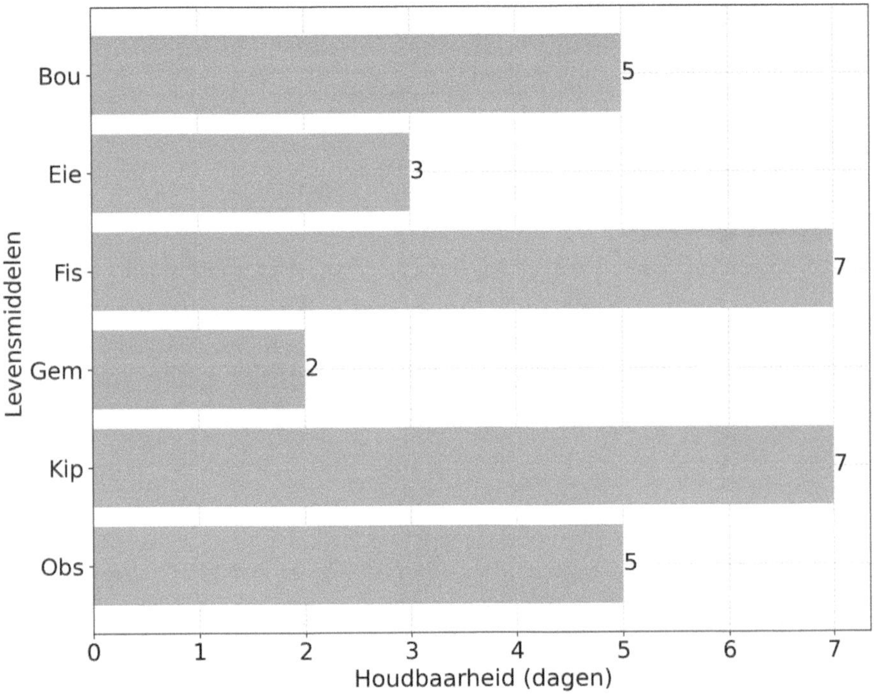

Bou: Bouillon

Eie: Hardgek. Eieren

Fis: Gekookte Vis

Gem: Groenten

Kip: Gekookte Kip

Obs: Fruit

Gekookte kip en vis zijn het kortst houdbaar, terwijl zelfgemaakte bouillon en hardgekookte eieren langer in de koelkast bewaard kunnen worden. Groenten en fruit bieden een goede houdbaarheid, wat de planning van maaltijden vergemakkelijkt.

Portiegroottes aanpassen

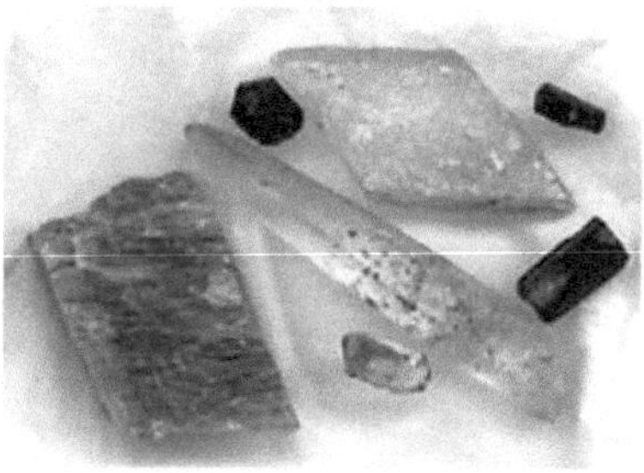

Mineralen [i56]

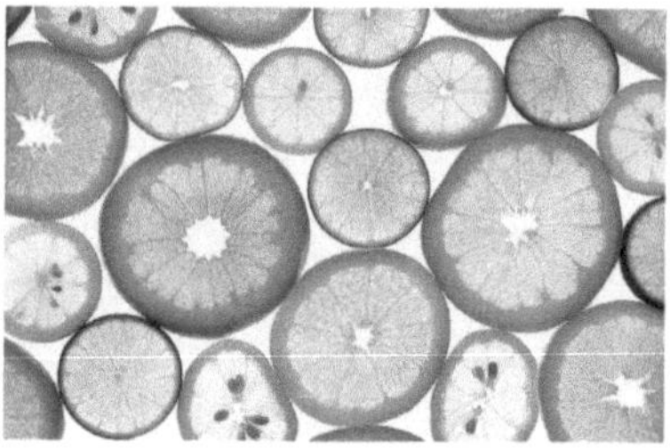

Fruit [i57]

Het aanpassen van de portiegroottes speelt een cruciale rol in de omgang met chronisch-inflammatoire darmziekten. Om aan de individuele energiebehoefte te voldoen en tegelijkertijd de spijsvertering te ontlasten, is het aan te raden om de dagelijkse maaltijden op te splitsen in drie tot vijf kleinere porties [s93]. Deze strategie kan helpen om gastro-intestinale klachten te minimaliseren en de opname van voedingsstoffen te optimaliseren. Een dergelijke verdeling kan er bijvoorbeeld als volgt uitzien: ontbijt, tussendoortje in de ochtend, lunch, tussendoortje in de middag en diner. In plaats van drie grote, mogelijk moeilijk verteerbare maaltijden, verdeelt men de voedselhoeveelheid over meerdere kleinere porties gedurende de dag. Dit kan de spijsverteringsorganen ontlasten en gelijkmatiger van energie voorzien. Bij elke van deze kleinere maaltijden moet gelet worden op een evenwichtige samenstelling. Groenten, fruit en volkorenproducten moeten worden gecombineerd om zowel de portiegrootte op een natuurlijke manier te beperken als een breed scala aan voedingsstoffen te waarborgen [s93]. Zo levert een portie volkorenbrood in combinatie met een portie fruit en groenten belangrijke vezels, vitamines en mineralen, zonder de spijsverteringskanaal te overbelasten. Het bewust controleren van de portiegrootte – of thuis of in een restaurant – maakt een betere afstemming van de voedselinname op de individuele behoefte en de huidige ziekteverloop mogelijk. De onzekerheid over portiegroottes in restaurants kan de keuze van maaltijden bemoeilijken en tot stress leiden [s94]. Daarom kan het meenemen van eigen voedsel een zinvolle alternatieve zijn om de controle over de hoeveelheid en samenstelling van de maaltijd te behouden [s94].

Goed om te weten

Gastro-intestinale
Verwijst naar maag en darmen. Bij chronisch-inflammatoire darmziekten zijn deze organen bijzonder gevoelig, daarom is een aangepaste voeding belangrijk.

Spijsverteringskanaal
De gehele weg van voedsel door het lichaam, van opname tot uitscheiding. Bij CED is het spijsverteringskanaal vaak ontstoken, wat tot verschillende klachten kan leiden.

Ideale maaltijdverdeling bij IBD

Aanbevolen portiegroottes voor IBD-patiënten.

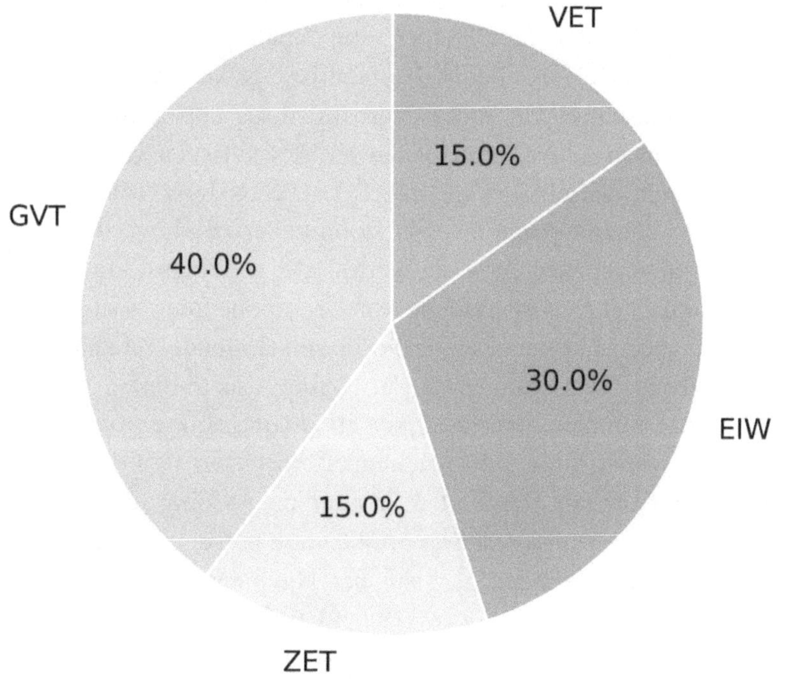

EIW: Magere eiwitten

GVT: Gezonde vetten

VET: Niet-zetmeelrijke groenten

ZET: Zetmeelrijke voedingsmiddelen

Deze grafiek visualiseert de aanbevolen portiegroottes voor een uitgebalanceerd maaltijdplan, geschikt voor mensen met inflammatoire darmziekten (IBD). Een groter deel niet-zetmeelrijke groenten benadrukt hun belang bij het leveren van essentiële voedingsstoffen met minimale spijsverteringsbelasting. Magere eiwitten dragen bij aan het behoud van spiermassa en herstel, terwijl de kleinere porties zetmeelrijke voedmiddelen en gezonde vetten helpen bij het beheersen van de energie-inname en potentiële ontstekingsfactoren. Deze verdeling ondersteunt de darmgezondheid en het algehele welzijn van mensen met IBD.

Tijdsbeheer optimaliseren

Efficiënt tijdsbeheer ondersteunt de uitvoering van een voedingsplan bij ced. Een doordachte planning van de maaltijdbereiding vermindert de dagelijkse inspanning. Een weekmenu kan helpen om aankopen en kooktijden te coördineren [#5A]. Een boodschappenlijst, gebaseerd op het menu, voorkomt impulsaankopen en bespaart tijd in de supermarkt [#5C]. Het voor koken van grotere hoeveelheden en het invriezen van porties voor meerdere dagen vermindert de dagelijkse kookstress [#5D]. Ook het gebruik van keukenapparaten zoals stoomkoker of slow cooker kan de bereidingstijd verkorten en tegelijkertijd de voedingsstoffen behouden [#5I]. Vooral het voorbereiden van componenten zoals gesneden groenten of voorgekookte granen, die in verschillende gerechten kunnen worden gebruikt, is nuttig [#5J]. Vrijetijdsactiviteiten of sociale verplichtingen kunnen gemakkelijker in de dagelijkse routine worden geïntegreerd wanneer de eetmomenten al vaststaan [#5Q]. Zo ontstaan er ruimte voor andere activiteiten, zonder de voeding te verwaarlozen. De gewonnen tijd kan worden gebruikt voor beweging, ontspanning of sociale contacten, die bijdragen aan het algemeen welzijn [#5V]. Ook de vermindering van stress door efficiënt tijdsbeheer kan een positieve invloed hebben op het ziekteverloop [#5W]. De planning van maaltijden moet flexibel zijn om rekening te houden met veranderingen in de dagelijkse routine of de individuele behoeften [#5Y]. Wie bijvoorbeeld spontaan wordt uitgenodigd, kan een voorbereide maaltijd meenemen of de eetmomenten verschuiven.

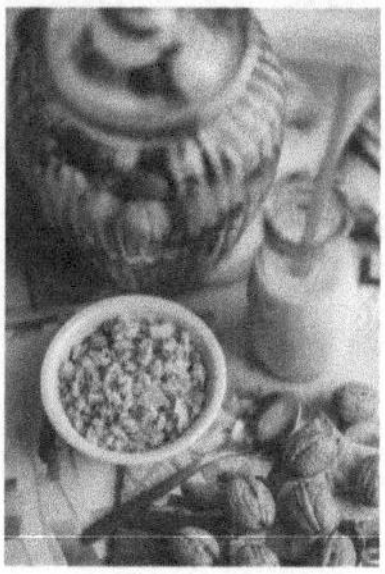

Maaltijd [i58]

Voorbereidingstijd maaltijd vs. Complexiteit voor IBD-beheer

Relatie tussen voorbereidingstijd maaltijd en complexiteit voor IBD-vriendelijke diëten.

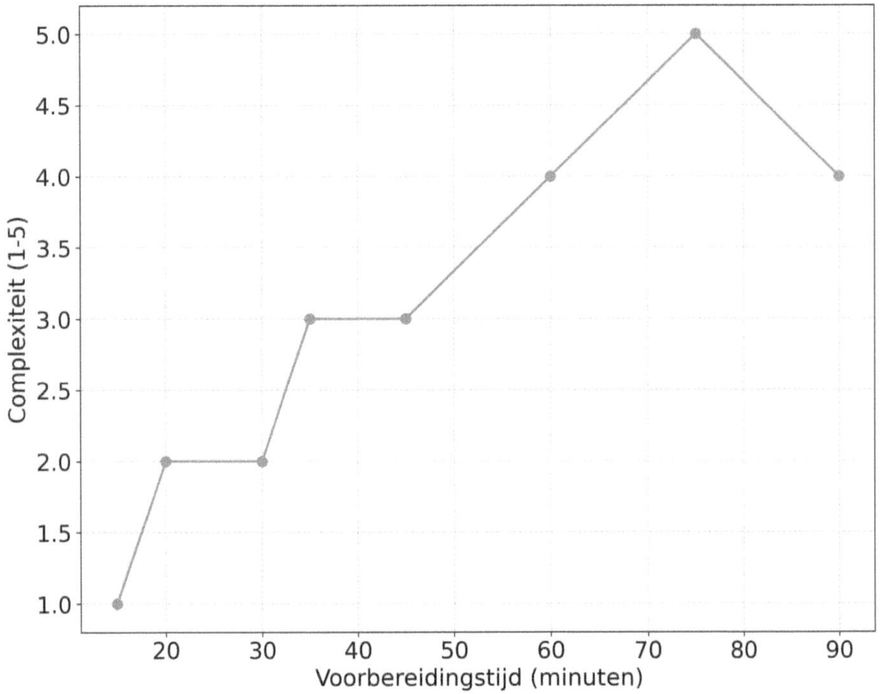

Deze grafiek laat zien dat eenvoudigere maaltijden over het algemeen minder voorbereidingstijd vereisen. Hoewel sommige complexe maaltijden efficiënt te bereiden zijn, zorgt meer tijd investeren over het algemeen voor uitgebreidere en mogelijk meer voedzame maaltijden die geschikt zijn voor IBD-beheer. Het vinden van een balans tussen tijdsbesteding en complexiteit is de sleutel tot duurzaam gezond eten.

Concrete adviezen

- Stel een 'maaltijdbouwpakket' samen: Bereid verschillende componenten voor, zoals gekookte granen, geblancheerde groenten en eiwitbronnen, die je flexibel kunt combineren tot gevarieerde maaltijden.
- Maak gebruik van de 'Meal-Prep-Zondag': Reserveer een vaste dag in de week waarop je grotere hoeveelheden kookt en deze portiegewijs invriest of in de koelkast bewaart.
- Verander restjes in nieuwe gerechten: Verwerk overgebleven groenten van het diner in een omelet voor het ontbijt of gebruik gekookt vlees in een salade.
- Deel je ervaringen over maaltijdvoorbereiding met vrienden of familie en kook samen vooruit om tijd en moeite te besparen en elkaar te motiveren.
- Organiseer je koelkast en voorraadkasten volgens het principe van maaltijdvoorbereiding: Plaats voorbereide componenten goed zichtbaar en binnen handbereik.
- Zorg voor geschikte containers voor het bewaren van je gekookte maaltijden: Let op de juiste grootte en het materiaal om de houdbaarheid en smaak te waarborgen.
- Maak een 'snel-en-eenvoudig-lijst' met recepten die je in minder dan 30 minuten kunt bereiden, voor dagen met weinig tijd.
- Hang je weekplanning goed zichtbaar in de keuken op om je aan je maaltijdplanning te herinneren en overzicht te houden.
- Integreer maaltijdvoorbereiding in je gezinsleven: Betrek je gezin bij de planning en bereiding.
- Gebruik de wachttijd tijdens het koken voor andere taken: Terwijl de groenten stomen, kun je bijvoorbeeld de keuken opruimen of je kleding voorbereiden.

5. 2 Buitenshuis eten

Buitenhuisvoeding bij chronisch-inflammatoire darmziekten (CED) brengt bijzondere uitdagingen met zich mee. Of het nu in een restaurant, op het werk of tijdens het reizen is: spontaniteit wordt vaak vervangen door de noodzaak van zorgvuldige planning. De keuze van geschikte gerechten en het rekening houden met individuele behoeften zijn cruciaal om ongemakken te vermijden en het sociale leven onbeperkt te kunnen genieten. Deze gids biedt u praktische strategieën voor een succesvolle dagelijkse invulling ondanks CED. Ontdek hoe u uw voeding buiten de deur optimaal kunt plannen en uitvoeren.

Controle over de ingrediënten en bereiding van de gerechten vermindert onzekerheden en voorkomt klachten.

Restaurantbezoeken plannen

Restaurantbezoeken met een chronisch-inflammatoire darmziekte (ced) vereisen planning om de avond zorgeloos te kunnen genieten. Vooraf is het belangrijk om geschikte restaurants te identificeren. Online onderzoek naar menu's of een telefoontje naar het restaurant kan verduidelijken of er gerechten worden aangeboden die aan de individuele behoeften voldoen [s95]. Zo kan worden gegarandeerd dat glutenvrije opties of andere speciale dieetvereisten in overweging worden genomen. Deze voorbereiding vermindert de onzekerheid ter plaatse en helpt om potentiële ziekte-uitbraken door onverdraaglijke voedingsmiddelen te vermijden [s96]. Een ander belangrijk aspect is het rekening houden met de beschikbaarheid van toiletten. Voor het verlaten van huis moet het toilet worden bezocht [s97]. Daarnaast kan het nuttig zijn om openbare toiletten in de buurt van het restaurant te vinden. Mocht er een opflakkering optreden, dan is men voorbereid en voelt men zich veiliger. Om voor alle eventualiteiten voorbereid te zijn, is het aan te raden om een tas met schoonmaakspullen en wisselkleding mee te nemen [s97]. Wegwerpondergoed en fecale deodorants kunnen bovendien zorgen voor meer comfort en discretie [s97]. De planning van het restaurantbezoek maakt het mogelijk om sociale interacties te genieten zonder zich zorgen te maken over dieetbeperkingen. Zo kan bijvoorbeeld de rit naar het restaurant zelf worden gemaakt om in geval van nood snel te kunnen reageren [s96].

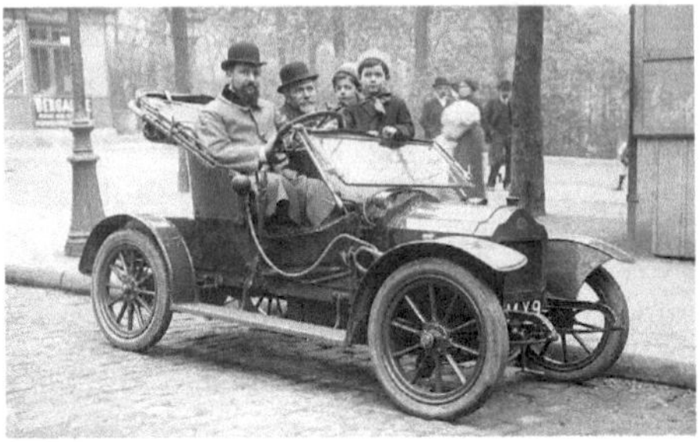

Auto [i59]

Restaurantgeschiktheid voor IBD

Geschiktheid van restauranttypen voor IBD-patiënten.

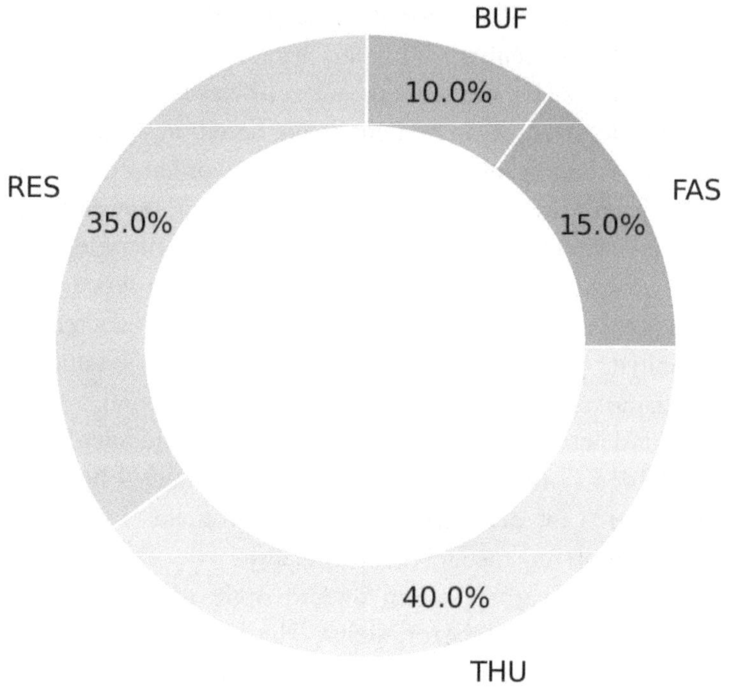

BUF: Buffetten

FAS: Fastfood Restaurants

RES: Restaurants met bediening

THU: Thuisbereide Maaltijden

Fastfoodrestaurants zijn over het algemeen minder geschikt vanwege het hoge gehalte aan vet en bewerkte voedingsmiddelen, wat IBD-symptomen kan veroorzaken. Restaurants met bediening bieden meer controle over ingrediënten en bereidingswijzen, waardoor ze een mogelijk betere optie zijn. Thuisbereide maaltijden bieden de meeste controle en zijn over het algemeen de veiligste keuze voor het beheren van IBD, maar minder handig wanneer u uit eten gaat. Buffetten bieden weliswaar variatie, maar vormen een hoger risico vanwege mogelijke kruisbesmetting en moeilijkheden bij het beoordelen van de versheid van ingrediënten.

Lunch op het werk

Lunch op het werk stelt betrokkenen met een chronisch-ontstekingsziekte van de darmen (CED) voor specifieke uitdagingen. Een vooruitziende planning van de maaltijden draagt aanzienlijk bij aan het welzijn en minimaliseert potentiële klachten. Het meenemen van zelfbereide maaltijden biedt de grootste controle over de ingrediënten en bereidingswijze. Zo kunnen problematische voedingsmiddelen doelgericht worden vermeden en kan de verdraagzaamheid van de maaltijd worden gewaarborgd. Een lunchbox met verschillende componenten – zoals gekookte kip, rijst en gestoomde groenten – maakt een evenwichtige en goed verteerbare voeding mogelijk. Wie terugvalt op kant-en-klaarproducten, moet de ingrediëntenlijst zorgvuldig controleren en producten met onverdraagzame ingrediënten vermijden. Vooral additieven, conserveermiddelen en sterk bewerkte voedingsmiddelen kunnen tot klachten leiden. In de kantoorpraktijk moet bovendien de beschikbaarheid van een geschikte magnetron of koelkast worden nagegaan. Zo blijft de meegebrachte maaltijd vers en kan deze indien nodig worden opgewarmd. - Een andere optie is het kiezen van een nabijgelegen restaurant of bezorgdienst. Hierbij is het aan te raden om vooraf te onderzoeken welke gerechten geschikt zijn op de menukaart. Een telefoontje naar het restaurant kan extra duidelijkheid geven over ingrediënten en bereidingswijzen. Zo kunnen onverdraagzaamheden, zoals gluten of lactose, in overweging worden genomen. Bij de keuze van het eten moet gelet worden op licht verteerbare gerechten. Vetten, sterk gekruide of winderige voedingsmiddelen kunnen symptomen verergeren. Ook de portiegrootte speelt een rol: Kleinere, over de dag verspreide maaltijden worden vaak beter verdragen dan een grote, zware maaltijd. Ongeacht de keuze van de lunch is het raadzaam om voldoende vocht tot je te nemen. Water of ongezoete thee ondersteunen de spijsvertering en voorkomen uitdroging. Daarnaast kunnen probiotische yoghurts of dranken – afhankelijk van de individuele verdraagzaamheid – de darmflora positief beïnvloeden. De organisatie van de lunch op het werk vereist weliswaar een zekere mate van planning, maar stelt betrokkenen in staat om hun voeding actief vorm te geven en zo klachten te minimaliseren. Een goed voorbereide lunchpauze draagt zo bij aan een ontspannen en productieve werkdag.

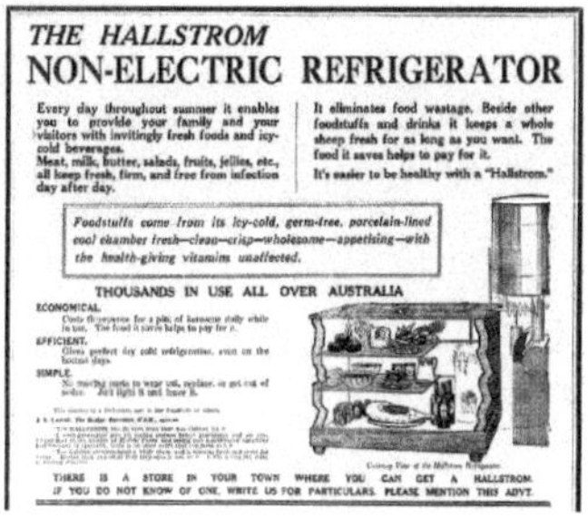

Koelkast [i60]

Goed om te weten

Chronisch-ontstekingsziekten van de darmen

Chronisch-ontstekingsziekten van de darmen (CED) zoals de ziekte van Crohn en colitis ulcerosa worden gekenmerkt door terugkerende ontstekingen in het spijsverteringskanaal, die kunnen leiden tot symptomen zoals buikpijn, diarree en vermoeidheid. De juiste voeding speelt een belangrijke rol in de omgang met deze ziekten.

Probiotica

Levende micro-organismen die, wanneer ze in voldoende hoeveelheden worden geconsumeerd, positieve effecten op de darmgezondheid kunnen hebben. Ze zijn aanwezig in sommige yoghurts en andere gefermenteerde voedingsmiddelen.

Lunch Opties en Geschiktheid voor IBD

Vergelijking van lunch opties voor personen met IBD op basis van controle, gemak en potentiële trigger voedingsmiddelen.

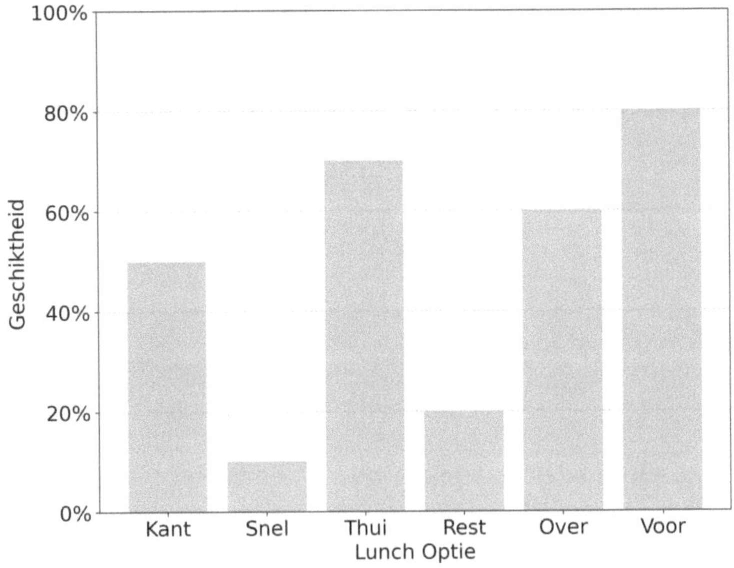

Kant: Kantine

Rest: Restaurant

Thui: Thuisgemaakt

Over: Overgebleven Eten

Snel: Snel Eten

Voor: Voorgemaakt Maaltijd

Voorgemaakte maaltijden bieden de hoogste mate van controle, waardoor ze een goede optie zijn voor het beheersen van IBD-symptomen. Restaurantmaaltijden vormen het grootste risico vanwege mogelijke verborgen ingrediënten en kruisbesmetting. Hoewel thuisbereide maaltijden een goede controle bieden, zijn ze misschien niet altijd handig. Het meenemen van restjes biedt een balans tussen controle en gemak. De kantine-optie vertegenwoordigt matige controle en gemak, terwijl fastfood over het algemeen meer uitdagingen presenteert voor IBD-management.

Reisvoeding

Reisvoeding bij ced vereist zorgvuldige planning en voorbereiding om van de vakantie te kunnen genieten. Vooral de onzekerheid over de beschikbaarheid van geschikte voedingsmiddelen en hygiënische omstandigheden kan stress veroorzaken [s98]. Neem daarom probiotische voedingsmiddelen mee, die bewezen de darmgezondheid bevorderen en zo mogelijke klachten kunnen voorkomen [s98]. Bij vliegreizen informeert u de luchtvaartmaatschappij van tevoren over uw dieetwensen, om een passende maaltijd aan boord te ontvangen. Voor langere autoritten of treinreizen is een koelbox met licht verteerbare, zelfgemaakte maaltijden en dranken aan te raden. Zo behoudt u de controle over de ingrediënten en voorkomt u mogelijke intoleranties. Ook snacks zoals noten, fruit (afhankelijk van de individuele verdraagzaamheid) of rijstwafels zijn praktische metgezellen. Informeer van tevoren naar restaurants langs uw route of op uw vakantiebestemming die rekening houden met speciale voedingsbehoeften. Let bij het kiezen van gerechten op verse ingrediënten en vermijd sterk gekruide of vette gerechten die symptomen kunnen verergeren. Houd er rekening mee dat onbekende voedingsmiddelen in vreemde landen tot onverwachte reacties kunnen leiden [s99]. Blijf daarom in eerste instantie bij bekende voedingsmiddelen en breid uw keuze langzaam uit. Als u twijfelt over de hygiëne, geef dan de voorkeur aan verpakte voedingsmiddelen of kies restaurants met een open keuken. Financiële lasten door restaurantbezoeken kunnen worden verminderd door zelfvoorziening, bijvoorbeeld door het boeken van een vakantiehuis met keuken [s98] [s99]. Zo kunt u uw gebruikelijke maaltijden bereiden en kosten besparen. Communiceer uw behoeften openlijk met uw reisgenoten om begrip en ondersteuning te krijgen [s99]. Mocht u ondanks alle planning klachten krijgen, aarzel dan niet om medische hulp in te schakelen. Een goed geplande reisvoeding draagt aanzienlijk bij aan het onbezorgd genieten van de vakantie ondanks CED.

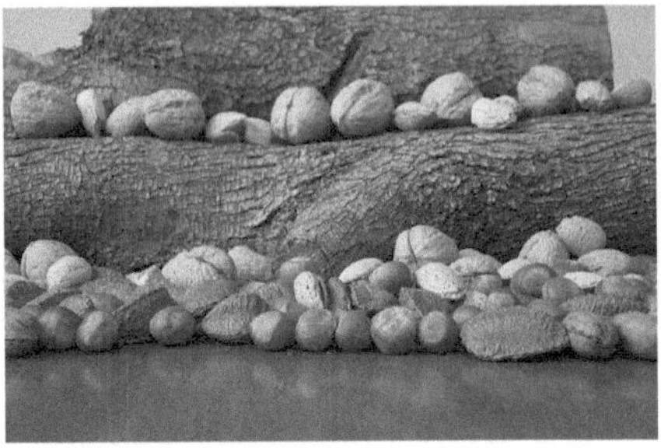

Noten [i61]

Geschiktheid van voedsel voor reizen met IBD

Geschiktheid, houdbaarheid en draagbaarheid van reisvoedsel voor mensen met IBD.

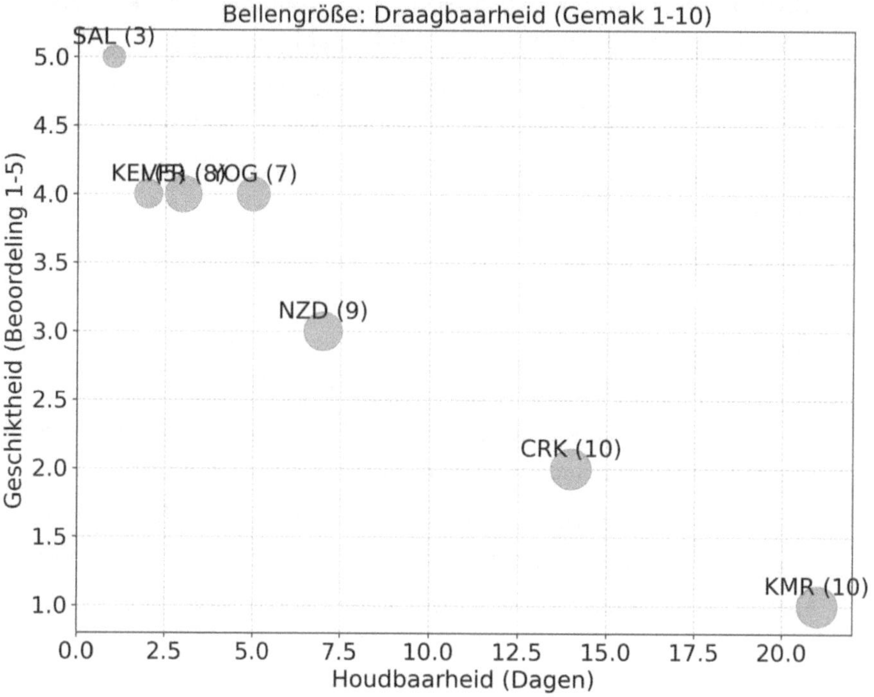

Blasengröße: Draagbaarheid (Gemak (1-10))

CRK: Crackers

KEI: Gekookte Eieren

KMR: Voedsel in blik/kant-en-klaar maaltijden

NZD: Noten/Zaden

SAL: Salade

VFR: Vers Fruit (bereid)

YOG: Yoghurt (houdbaar)

Voedsel met een langere houdbaarheid is vaak draagbaarder, maar niet noodzakelijkerwijs geschikter. Zeer geschikt voedsel vereist vaak zorgvuldigere planning en voorbereiding om de versheid en veiligheid te behouden. Dit benadrukt de afweging tussen gemak en dieetwensen bij het reizen met IBD.

Concrete adviezen

- Draag een kleine koelbox met geschikte snacks en dranken bij je om spontane eetbeslissingen te vermijden.
- Maak afspraken met vrienden voor vaste restaurantbezoeken, zodat je voldoende tijd hebt om een geschikt etablissement te kiezen.
- Vraag de ober om je gerecht zonder bepaalde ingrediënten te bereiden en informeer naar de herkomst van de voedingsmiddelen.
- Organiseer picknicks met vrienden en familie waarbij iedereen een geschikt gerecht meeneemt.
- Neem deel aan foodfestivals die inspelen op speciale dieetbehoeften en probeer daar nieuwe, geschikte voedingsmiddelen.
- Wees creatief: ontwikkel je eigen variaties van geschikte gerechten en deel je recepten met anderen die ook getroffen zijn.
- Zorg voor een voorraad geschikte voedingsmiddelen om voorbereid te zijn op onverwachte situaties of spontane uitnodigingen.
- Integreer nieuwe eetgewoonten geleidelijk in je dagelijkse routine om jezelf niet te overweldigen en langdurige successen te behalen.
- Geniet van het eten en concentreer je op het positieve aspect van voedselinname, in plaats van je te focussen op beperkingen.

5. 3 Sociale aspecten

Sociale contacten en samen eten zijn belangrijk, maar vormen vaak een uitdaging voor mensen met IBD. Onregelmatige eetmomenten, onbekende gerechten en de angst voor klachten kunnen de vreugde van feesten en samenzijn bederven. De manier waarop men met deze situaties omgaat, heeft een aanzienlijke invloed op het welzijn. Dit hoofdstuk biedt praktische benaderingen om sociale activiteiten ondanks IBD zorgeloos te genieten en samen eten weer als een positieve ervaring te beleven.

Open communicatie over de ziekte en de daarmee samenhangende behoeften in de sociale omgeving maakt het mogelijk om de positieve aspecten van gezamenlijke maaltijden en sociale contacten ondanks IBD te genieten en tegelijkertijd rekening te houden met de individuele behoeften.

Feesten en partijen

Feesten en partijen vormen vaak een bijzondere situatie voor mensen met chronisch-ontstekingsziekten van de darmen (CED). De daarmee gepaard gaande eetgewoonten en het vaak onregelmatige dagritme kunnen opvlammingen veroorzaken of klachten verergeren [s100]. Daarom is een goede voorbereiding en planning belangrijk om van deze gebeurtenissen te kunnen genieten. Een open omgang met de ziekte in de vrienden- en familiekring kan nuttig zijn. Zo kan begrip en ondersteuning worden gecreëerd, wat een positieve invloed heeft op het eigen welzijn. De communicatie over individuele behoeften stelt anderen in staat om rekening te houden en eventueel ondersteuning aan te bieden. Dit kan bijvoorbeeld betrekking hebben op de bereiding van geschikte gerechten of de beschikbaarheid van een rustige terugtrekplek. Het is raadzaam om van tevoren informatie over de gerechten in te winnen en eventueel alternatieven voor te stellen of zelf mee te nemen. Lichte, goed verteerbare gerechten zijn vaak een goede keuze, zoals gestoomde groenten, rijst of gegrilde vis. Ook moet men overmatig alcohol- en cafeïnegebruik vermijden, aangezien deze dranken de darmactiviteit kunnen beïnvloeden. Vooral bij grotere feesten kan het zinvol zijn om regelmatig kleine pauzes te nemen om te ontspannen en het lichaam niet te overbelasten [s100]. De ervaring leert dat een goede voorbereiding en communicatie kunnen bijdragen aan het onbezorgd genieten van feesten en partijen ondanks CED. Zo kunnen sociale contacten worden onderhouden en positieve emoties worden ervaren, die ook een gunstige invloed op het ziekteverloop kunnen hebben. De pandemie heeft duidelijk gemaakt hoe belangrijk sociale interactie is voor het welzijn, vooral voor mensen met chronische ziekten [s100]. Daarom moet men de kans aangrijpen om deel te nemen aan feesten en zich uit te wisselen met vrienden en familie.

Goed om te weten

Communicatie

Open communicatie over de ziekte met de sociale omgeving kan leiden tot meer begrip en ondersteuning. Dit kan betrokkenen helpen om angsten en onzekerheden te verminderen en zich comfortabeler te voelen in sociale situaties. Duidelijke communicatie over de eigen behoeften stelt anderen in staat om gepast te reageren en ondersteuning te bieden.

Emoties

Positieve emoties die voortkomen uit sociale contacten en deelname aan evenementen kunnen een positieve invloed hebben op het ziekteverloop van chronisch-ontstekingsziekten van de darmen. Ze versterken het immuunsysteem en bevorderen de geestelijke gezondheid, wat op zijn beurt de omgang met de ziekte vergemakkelijkt.

Welzijn

Het welzijn kan positief worden beïnvloed door de ondersteuning van vrienden en familie, wat vooral belangrijk is bij chronisch-ontstekingsziekten van de darmen. Een stabiele sociale omgeving kan helpen om de uitdagingen van de ziekte beter aan te pakken en de levenskwaliteit te verbeteren.

Acceptabele voedselkeuzes bij feesten met IBD

Veelvoorkomende voedselopties geschikt voor mensen met IBD bij feesten.

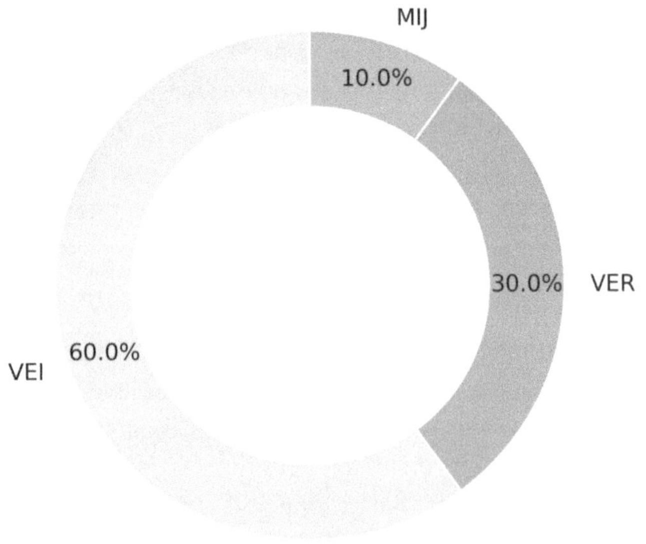

- MIJ: Vermijden (Gefrituurd voedsel, pittige gerechten, romige sauzen, rauwe groenten)
- VEI: Veilige opties (Gegrild vlees, gewone rijst, gestoomde groenten)
- VER: Risicovolle opties (Salade met eenvoudige dressings, gebakken aardappelen, fruit zonder schil)

De gegevens benadrukken dat 'Veilige opties' een aanzienlijk deel uitmaken van de geschikte voedselkeuzes. Dit benadrukt het belang van planning en het selecteren van geschikt voedsel bij feesten om IBD-symptomen te beheersen. Hoewel sommige 'Risicovolle opties' met mate of met aanpassingen kunnen worden genoten, is het cruciaal om rekening te houden met portiegroottes en individuele toleranties. 'Vermijden'-opties vertegenwoordigen voedingsmiddelen die over het algemeen problematisch zijn voor personen met IBD en grotendeels moeten worden vermeden om het risico op opflakkeringen te minimaliseren.

Voeding in gezelschap

Samen eten, of het nu met familie of vrienden is, is een belangrijk onderdeel van sociale interactie. Voor mensen met CED kan voeding in gezelschap echter soms gepaard gaan met onzekerheden. De zorgen variëren van angst voor onverdraagzame voedingsmiddelen tot bezorgdheid over mogelijke opvlammingen. Open communicatie over de aandoening en de daarmee samenhangende voedingsbehoeften kan helpen om begrip en ondersteuning in de sociale omgeving te creëren [s101]. In plaats van de aandoening te verbergen, kan een proactief gesprek met familie en vrienden ervoor zorgen dat gezamenlijke maaltijden ontspannender en aangenamer worden ervaren. Zo kan men bijvoorbeeld voorafgaand aan een restaurantbezoek samen de menukaart bespreken of bij een gezamenlijke kookactiviteit suggesties voor CED-vriendelijke recepten inbrengen. Deze actieve deelname aan de maaltijdplanning versterkt niet alleen het eigen welzijn, maar bevordert ook het begrip en de acceptatie binnen de vrienden- en familiekring. Het gezamenlijk bereiden van maaltijden biedt bovendien de mogelijkheid om de controle over de ingrediënten en de bereiding te behouden, zodat de individuele behoeften optimaal kunnen worden meegenomen. Studies tonen aan dat een actieve betrokkenheid bij voeding en de bewuste keuze van voedingsmiddelen positief correleren met de emotionele toestand [s101]. Dit benadrukt hoe belangrijk het is om voeding niet alleen als noodzakelijke opname van voedingsstoffen te beschouwen, maar ook als een integraal onderdeel van sociale interactie en persoonlijk welzijn. Een zorgvuldige omgang met de eigen behoeften en de integratie hiervan in de sociale context kan bijdragen aan de herwaardering van gezamenlijk eten als een positieve en verrijkende ervaring. Het gaat er niet om de gemeenschap op te geven, maar om strategieën te ontwikkelen om de eigen behoeften in overeenstemming te brengen met de sociale aspecten van het eten. Dit stelt in staat om de positieve effecten van sociale interactie te benutten en tegelijkertijd de uitdagingen van een CED in het dagelijks leven aan te gaan. Zo kunnen gezamenlijke maaltijden weer een onbezorgde en plezierige ervaring worden die de levenskwaliteit duurzaam verbetert.

Sociale acceptatie van verschillende diëten

Acceptatieniveaus in sociale omgevingen

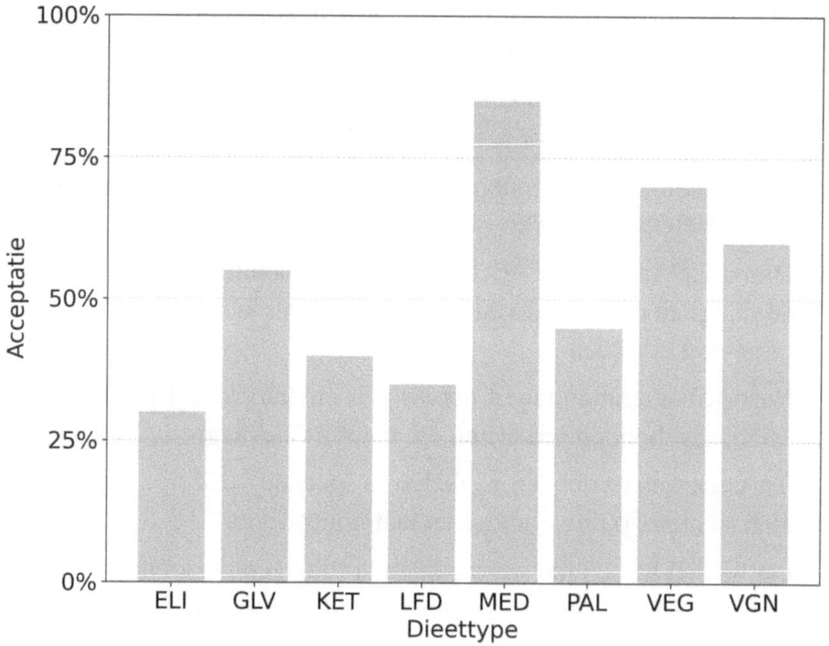

ELI: Eliminatie

GLV: Glutenvrij

KET: Ketogeen

LFD: Laag FODMAP

MED: Mediterraan

PAL: Paleo

VEG: Vegetarisch

VGN: Veganistisch

Deze grafiek laat de verschillende niveaus van sociale acceptatie voor verschillende voedingsbenaderingen zien. Zeer restrictieve diëten, zoals het eliminatiedieet, worden over het algemeen minder geaccepteerd in vergelijking met flexibelere benaderingen zoals het mediterrane dieet. Dit suggereert het belang van het in overweging nemen van sociale implicaties bij het aannemen van een nieuw dieet, vooral voor diegenen die aandoeningen zoals IBD beheersen, waarbij dieetveranderingen vaak noodzakelijk zijn. Meer begrip en bewustzijn van diverse voedingsbehoeften kan bijdragen aan meer inclusieve sociale omgevingen.

Concrete adviezen

- Maak afspraken voor gezamenlijke kookavonden met vrienden en experimenteer met nieuwe, voor iedereen geschikte recepten.
- Bezoek samen kookcursussen die inspelen op speciale voedingsbehoeften en breid zo uw culinaire horizon uit.
- Sticht een kookgroep met andere betrokkenen en wissel recepten, ervaringen en tips voor het dagelijks leven uit.
- Organiseer thema-avonden waarbij elk gerecht is afgestemd op uw individuele behoeften en nodig vrienden uit.
- Ontwikkel samen met vrienden nieuwe rituelen rond het eten die verder gaan dan alleen voedselinname, zoals samen de tafel dekken of dessert bereiden.
- Bezoek boerenmarkten of hofwinkels en ontdek regionale en seizoensgebonden producten die u goed verdraagt.
- Ga samen met vrienden winkelen in speciale voedingswinkels die zich richten op intoleranties en laat u inspireren.
- Ontwikkel samen met vrienden en familie een persoonlijk "restaurantbeoordelingssysteem" voor CED-vriendelijke eetgelegenheden.
- Organiseer picknicks op locaties met toiletten in de buurt, zodat u zich indien nodig kunt terugtrekken.
- Spreek openlijk over uw behoeften in restaurants en aarzel niet om naar alternatieven te vragen.
- Stel vaste eetmomenten in met vrienden of familie om regelmaat in uw dagelijks leven te brengen.
- Vier successen bij de integratie van uw voeding in de sociale context met gezamenlijke activiteiten die niets met eten te maken hebben.

Terugblik - 5. Praktische dagelijkse uitvoering

Een chronische ontstekingsziekte van de darmen (CED) beïnvloedt veel levensgebieden, in het bijzonder de voeding. De praktische invulling van de dagelijkse routine speelt een cruciale rol voor uw welzijn en de succesvolle omgang met de ziekte. Het gaat erom strategieën te ontwikkelen die u helpen uw individuele voedingsbehoeften in het dagelijks leven te realiseren, zonder dat u hoeft in te boeten op genot en sociale deelname. Dit vereist een bewuste confrontatie met uw ziekte en een proactieve inrichting van uw leefomgeving.

Een centraal aspect is de organisatie van uw voorraad en de planning van uw maaltijden. Richt u op verse, licht verteerbare voedingsmiddelen die rekening houden met uw huidige gezondheidstoestand en persoonlijke voorkeuren. Bouw een voorraad op die u zowel in opvlammingsfases als in remissietijden van voldoende voedingsstoffen voorziet. Experimenteer met ontstekingsremmende voedingsmiddelen en let op de juiste balans van vezels. Bereid maaltijden voor en vries porties in om tijd te besparen en kookstress te verminderen. Ook keukenapparatuur zoals stoomkooktoestellen of slowcookers zijn nuttig, omdat ze de bereiding vergemakkelijken en voedingsstoffen behouden.

Ook buitenshuis kunt u actief uw voeding vormgeven. Informeer u voor restaurantbezoeken over de menukaart en bespreek indien nodig uw behoeften met het personeel. Zo minimaliseert u de onzekerheid en het risico om onverteerbare gerechten te consumeren. Plan ook de beschikbaarheid van toiletten in en neem voor alle gevallen een noodtas mee. Op de werkplek is het aan te raden zelfbereide maaltijden mee te nemen. Alternatief kunt u restaurants of bezorgdiensten in de buurt gebruiken die aan uw voedingsbehoeften voldoen. Let ook hier op licht verteerbare gerechten en een passende portiegrootte.

Vooral bij feesten en vieringen of gezamenlijke maaltijden in de familie- en vriendenkring kan een CED een uitdaging vormen. Wees niet bang om openhartig om te gaan met uw ziekte en uw behoeften. Een eerlijk gesprek creëert begrip en stelt uw omgeving in staat u te ondersteunen. Neem actief deel aan de maaltijdplanning en breng indien nodig uw eigen gerechten mee. Gun uzelf pauzes en let op uw lichaam. Zo kunt u sociale contacten onderhouden en positieve emoties ervaren, zonder uw gezondheid in gevaar te brengen.

De praktische invulling van het dagelijks leven met een CED vereist weliswaar een zekere mate van planning en organisatie, maar biedt u tegelijkertijd de mogelijkheid om uw voeding bewust en zelfbepaald vorm te geven. Zie het als een kans om uw levenskwaliteit actief te verbeteren en uw welzijn te verhogen. Met de juiste strategie en een positieve houding kunt u de uitdagingen van een CED overwinnen en genieten van een vervuld leven.

Gratis extra aanbiedingen gepland

We zijn verheugd u in de toekomst gratis aanvullende materialen voor dit boek te kunnen aanbieden:

- Een exclusief bonushoofdstuk met extra inhoud
- Een compacte samenvatting van het hele boek in PDF-formaat
- Een hoorspelversie (In Planning)

De publicatie van deze materialen staat gepland voor 2025.
U bent van harte welkom om onze website vandaag al te bezoeken. Zodra onze nieuwsbriefservice start (verwacht in 2025), kunt u zich daar registreren voor updates en mist u geen nieuws over de gratis extra aanbiedingen.

www.SaageBooks.com/nl/
voeding_bij_chronisch_inflammatoire_darmziekten-bonus-UYJX7
A

Beste lezers,

Wij voelen ons zeer vereerd dat u de tijd heeft genomen om ons boek van begin tot eind te lezen. Het is onze grootste wens om u waardevolle inzichten en praktische begeleiding te bieden. Uw vertrouwen in ons werk betekent veel voor ons. Wij hopen dat het lezen verrijkend voor u was. Als u vragen of suggesties heeft, neem dan gerust contact met ons op via onze website.

Als u dit boek heeft gewaardeerd, zouden wij een eerlijke recensie zeer op prijs stellen. U kunt uw eerlijke beoordeling eenvoudig achterlaten op het verkoopplatform waar u het boek heeft gekocht.
Bedankt voor uw steun!

Bendis Saage

Saage Media GmbH - Team

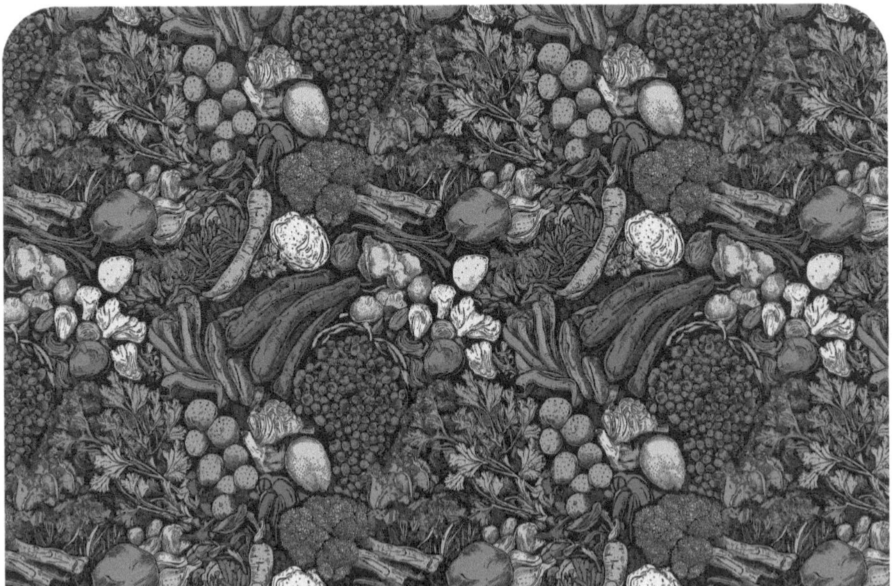

www.SaageBooks.com/nl

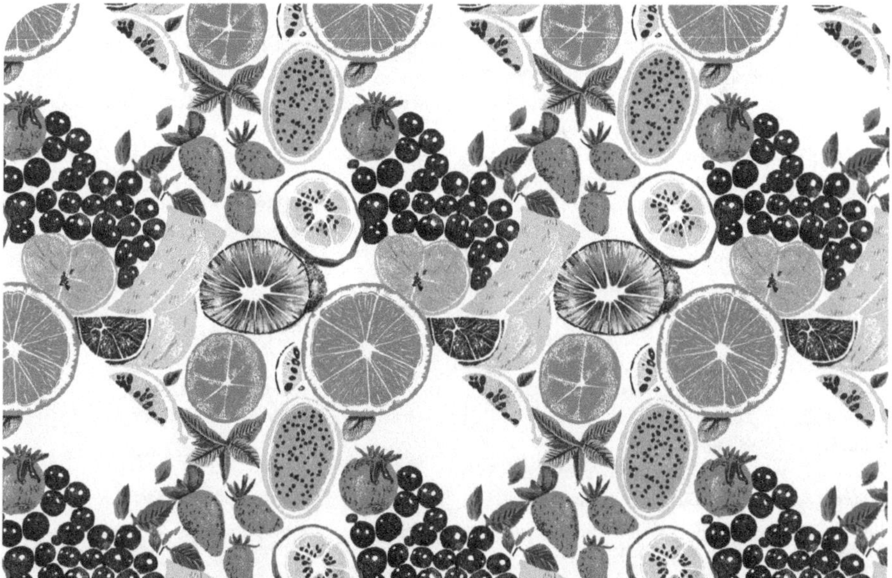

Bronnen

Onze oprechte dank gaat uit naar alle auteurs van de geciteerde wetenschappelijke en niet-wetenschappelijke bronnen, de beheerders van de gerefereerde websites en de makers van de gebruikte afbeeldingen, grafieken en studies, wier waardevolle werk heeft bijgedragen aan de totstandkoming van dit boek.
Voor meer informatie raden wij u aan de bronwebsites te bezoeken.
Als u mapping fouten of andere inconsistenties ontdekt, neem dan contact met ons op.

Alle bronnen zijn voor het laatst geraadpleegd op: 2025-02-19

[s1] - https://pmc.ncbi.nlm.nih.gov/articles/PMC8096188/

Auteur:	Sonali Palchaudhuri, Lindsey Albenberg, James D Lewis	**Titel:**	Diet Recommendations for Hospitalized Patients With Inflammatory Bowel Disease: Better Options Than Nil Per Os
DOI:	10.1093/crocol/otaa059	**Datum:**	2020 Jul 17
Website:	PubMed Central (PMC)	**Uitgever:**	Crohn's & Colitis 360

[s2] - https://pmc.ncbi.nlm.nih.gov/articles/PMC8151495/

Auteur:	Giacomo Caio, Lisa Lungaro, Fabio Caputo, Eleonora Zoli, Fiorella Giancola, Giuseppe Chiarioni, Roberto De Giorgio, Giorgio Zoli	**Titel:**	Nutritional Treatment in Crohn's Disease
door:	University of Ferrara	**DOI:**	10.3390/nu13051628
Datum:	2021 May 12	**Website:**	PubMed Central (PMC)
Uitgever:	Nutrients		

[s3] - https://pmc.ncbi.nlm.nih.gov/articles/PMC9231317/

Auteur:	Marcelina Radziszewska, Joanna Smarkusz-Zarzecka, Lucyna Ostrowska, Damian Pogodziński	**Titel:**	Nutrition and Supplementation in Ulcerative Colitis
door:	Medical University of Bialystok	**DOI:**	10.3390/nu14122469
Datum:	2022 Jun 14	**Website:**	PubMed Central (PMC)
Uitgever:	Nutrients		

[s4] - https://www.ncbi.nlm.nih.gov/books/NBK553106/

Auteur:	Tyesha Zuvarox, Chris Belletieri	**Titel:**	Malabsorption Syndromes
door:	StatPearls Publishing	**Datum:**	2023/07/24
Website:	NCBI Bookshelf	**Uitgever:**	StatPearls Publishing

[s5] - https://pmc.ncbi.nlm.nih.gov/articles/PMC4702263/
Auteur: Michael J Rosen, Ashish Dhawan, Shehzad A Saeed
Titel: Inflammatory Bowel Disease in Children and Adolescents
door: Cincinnati Children's Hospital Medical Center
DOI: 10.1001/jamapediatrics.2015.1982
Datum: 2015 Nov
Website: PubMed Central (PMC)
Uitgever: JAMA pediatrics

[s6] - https://pmc.ncbi.nlm.nih.gov/articles/PMC1774131/
Auteur: C Gasche, M C E Lomer, I Cavill, G Weiss
Titel: Iron, anaemia, and inflammatory bowel diseases
DOI: 10.1136/gut.2003.035758
Datum: 2004 Aug
Website: PubMed Central (PMC)
Uitgever: Gut

[s7] - https://pmc.ncbi.nlm.nih.gov/articles/PMC7071234/
Auteur: Paola Balestrieri, Mentore Ribolsi, Michele Pier Luca Guarino, Sara Emerenziani, Annamaria Altomare, Michele Cicala
Titel: Nutritional Aspects in Inflammatory Bowel Diseases
door: Unit of Gastroenterology, Campus Bio-Medico University
DOI: 10.3390/nu12020372
Datum: 2020 Jan 31
Website: PubMed Central (PMC)
Uitgever: Nutrients

[s8] - https://pmc.ncbi.nlm.nih.gov/articles/PMC10096607/
Auteur: Filippo Vernia, Giorgia Burrelli Scotti, Noemi Sara Bertetti, Giuseppe Donato, Stefano Necozione, Piero Vernia, Nadia Pallotta
Titel: Low Vitamin K and Vitamin D Dietary Intake in Patients with Inflammatory Bowel Diseases
door: National Center for Biotechnology Information (NCBI)
DOI: 10.3390/nu15071678
Datum: 2023 Mar 30
Website: PubMed Central (PMC)
Uitgever: Nutrients

[s9] - https://pmc.ncbi.nlm.nih.gov/articles/PMC10143611/
Auteur: Beata Jabłońska; Sławomir Mrowiec
Titel: Nutritional Status and Its Detection in Patients with Inflammatory Bowel Diseases
door: Department of Digestive Tract Surgery, Medical University of Silesia, 40-752 Katowice, Poland
DOI: 10.3390/nu15081991
Datum: 2023 Apr 20
Website: PMC
Uitgever: Nutrients

[s10] - https://pmc.ncbi.nlm.nih.gov/articles/PMC4103619/
Auteur: Fayez K Ghishan, Pawel R Kiela
Titel: Epithelial Transport in Inflammatory Bowel Diseases
DOI: 10.1097/MIB.0000000000000029
Datum: 2014 Jun
Website: PubMed Central (PMC)
Uitgever: Inflammatory bowel diseases

[s11] - https://pmc.ncbi.nlm.nih.gov/articles/PMC9231317/
Auteur: Marcelina Radziszewska, Joanna Smarkusz-Zarzecka, Lucyna Ostrowska, Damian Pogodziński
Titel: Nutrition and Supplementation in Ulcerative Colitis
door: Medical University of Bialystok
DOI: 10.3390/nu14122469
Datum: 2022 Jun 14
Website: PubMed Central (PMC)
Uitgever: Nutrients

[s12] - https://www.ncbi.nlm.nih.gov/books/NBK436021/

Auteur:	Indika R. Ranasinghe, Chenlu Tian, Ronald Hsu	**Titel:**	Crohn Disease
door:	National Center for Biotechnology Information (NCBI)	**Datum:**	2024/02/24
Website:	NCBI Bookshelf	**Uitgever:**	StatPearls Publishing

[s13] - https://www.cedars-sinai.org/health-library/diseases-and-conditions/c/crohns-disease.html

Titel:	Crohn's Disease I Cedars-Sinai	**door:**	Cedars-Sinai
Datum:	Apr 8 2023	**Website:**	Cedars-Sinai

[s14] - https://pmc.ncbi.nlm.nih.gov/articles/PMC3959504/

Auteur:	Fotis Barkas, Evangelos Liberopoulos, Anastazia Kei, Moses Elisaf	**Titel:**	Electrolyte and acid-base disorders in inflammatory bowel disease
door:	Department of Internal Medicine, University of Ioannina Medical School, Ioannina, Greece	**Datum:**	2013
Website:	PubMed Central (PMC)	**Uitgever:**	Annals of Gastroenterology : Quarterly Publication of the Hellenic Society of Gastroenterology

[s15] - https://pmc.ncbi.nlm.nih.gov/articles/PMC3347037/

Auteur:	Deborah C Rubin, Anisa Shaker, Marc S Levin	**Titel:**	Chronic intestinal inflammation: inflammatory bowel disease and colitis-associated colon cancer
door:	Washington University School of Medicine, Saint Louis Veterans Administration Medical Center	**DOI:**	10.3389/fimmu.2012.00107
Datum:	2012 May 8	**Website:**	PubMed Central (PMC)
Uitgever:	Frontiers in Immunology		

[s16] - https://pmc.ncbi.nlm.nih.gov/articles/PMC7071234/

Auteur:	Paola Balestrieri, Mentore Ribolsi, Michele Pier Luca Guarino, Sara Emerenziani, Annamaria Altomare, Michele Cicala	**Titel:**	Nutritional Aspects in Inflammatory Bowel Diseases
door:	Unit of Gastroenterology, Campus Bio-Medico University	**DOI:**	10.3390/nu12020372
Datum:	2020 Jan 31	**Website:**	PubMed Central (PMC)
Uitgever:	Nutrients		

[s17] - https://pmc.ncbi.nlm.nih.gov/articles/PMC6627381/

Auteur:	Kyle Kilby, Holly Mathias, Lindsay Boisvenue, Courtney Heisler, Jennifer L Jones	**Titel:**	Micronutrient Absorption and Related Outcomes in People with Inflammatory Bowel Disease: A Review
DOI:	10.3390/nu11061388	**Datum:**	2019 Jun 20
Website:	PubMed Central (PMC)	**Uitgever:**	Nutrients

[s18] - https://pmc.ncbi.nlm.nih.gov/articles/PMC3959504/

Auteur:	Fotis Barkas, Evangelos Liberopoulos, Anastazia Kei, Moses Elisaf	**Titel:**	Electrolyte and acid-base disorders in inflammatory bowel disease
door:	Department of Internal Medicine, University of Ioannina Medical School, Ioannina, Greece	**Datum:**	2013
Website:	PubMed Central (PMC)	**Uitgever:**	Annals of Gastroenterology : Quarterly Publication of the Hellenic Society of Gastroenterology

[s19] - https://pmc.ncbi.nlm.nih.gov/articles/PMC7852575/

Auteur:	Marina Moreira de Castro, Lívia Bitencourt Pascoal, Karine Mariane Steigleder, Beatriz Piatezzi Siqueira, Ligiana Pires Corona, Maria de Lourdes Setsuko Ayrizono, Marciane Milanski, Raquel Franco Leal	**Titel:**	Role of diet and nutrition in inflammatory bowel disease
door:	University of Campinas (UNICAMP)	**DOI:**	10.5493/wjem.v11.i1.1
Datum:	2021 Jan 20	**Website:**	PubMed Central (PMC)

[s20] - https://pmc.ncbi.nlm.nih.gov/articles/PMC6723806/

Auteur:	Lena J Storck, Reinhard Imoberdorf, Peter E Ballmer	**Titel:**	Nutrition in Gastrointestinal Disease: Liver, Pancreatic, and Inflammatory Bowel Disease
door:	Kantonsspital Winterthur, Department of Medicine, 8401 Winterthur, Switzerland; Zürcher RehaZentrum Davos, 7272 Davos Clavadel, Switzerland	**DOI:**	10.3390/jcm8081098
Datum:	2019 Jul 25	**Website:**	PubMed Central (PMC)
Uitgever:	Journal of Clinical Medicine		

[s21] - https://pmc.ncbi.nlm.nih.gov/articles/PMC7071234/

Auteur:	Paola Balestrieri, Mentore Ribolsi, Michele Pier Luca Guarino, Sara Emerenziani, Annamaria Altomare, Michele Cicala	**Titel:**	Nutritional Aspects in Inflammatory Bowel Diseases
door:	Campus Bio-Medico University	**DOI:**	10.3390/nu12020372
Datum:	2020 Jan 31	**Website:**	PubMed Central (PMC)
Uitgever:	Nutrients		

[s22] - https://pmc.ncbi.nlm.nih.gov/articles/PMC4103619/

Auteur:	Fayez K Ghishan, Pawel R Kiela	**Titel:**	Epithelial Transport in Inflammatory Bowel Diseases
door:	Department of Pediatrics, Steele Children's Research Center, Tucson, Arizona; Department of Immunobiology, University of Arizona Health Sciences Center, Tucson, Arizona	**DOI:**	10.1097/MIB.0000000000000029
Datum:	2014 Jun	**Website:**	PubMed Central (PMC)
Uitgever:	Inflammatory bowel diseases		

[s23] - https://pmc.ncbi.nlm.nih.gov/articles/PMC10857040/
Auteur: Ivan Capobianco, Federica Di Vincenzo, Pierluigi Puca, Guia Becherucci, Maria Chiara Mentella, Valentina Petito, Franco Scaldaferri
Titel: Adverse Food Reactions in Inflammatory Bowel Disease: State of the Art and Future Perspectives
DOI: 10.3390/nu16030351
Datum: 2024 Jan 25
Website: PubMed Central (PMC)
Uitgever: MDPI

[s24] - https://pmc.ncbi.nlm.nih.gov/articles/PMC9607252/
Auteur: Małgorzata Godala, Ewelina Gaszyń ska, Hubert Zatorski, Ewa Małecka-Wojciesko
Titel: Dietary Interventions in Inflammatory Bowel Disease
door: Medical University of Lodz
DOI: 10.3390/nu14204261
Datum: 2022 Oct 12
Website: PubMed Central (PMC)
Uitgever: Nutrients

[s25] - https://pmc.ncbi.nlm.nih.gov/articles/PMC9231317/
Auteur: Marcelina Radziszewska, Joanna Smarkusz-Zarzecka, Lucyna Ostrowska, Damian Pogodziński
Titel: Nutrition and Supplementation in Ulcerative Colitis
door: Medical University of Bialystok
DOI: 10.3390/nu14122469
Datum: 2022 Jun 14
Website: PubMed Central (PMC)
Uitgever: Nutrients

[s26] - https://pmc.ncbi.nlm.nih.gov/articles/PMC11313810/
Auteur: Radoslaw Kempinski, Damian Arabasz, Katarzyna Neubauer
Titel: Effects of Milk and Dairy on the Risk and Course of Inflammatory Bowel Disease versus Patients' Dietary Beliefs and Practices: A Systematic Review
door: Department of Gastroenterology and Hepatology, Wroclaw Medical University
DOI: 10.3390/nu16152555
Datum: 2024 Aug 3
Website: PubMed Central (PMC)
Uitgever: Nutrients

[s27] - https://pmc.ncbi.nlm.nih.gov/articles/PMC7650696/
Auteur: Hannah Morton, Kevin C Pedley, Robin J C Stewart, Jane Coad
Titel: Inflammatory Bowel Disease: Are Symptoms and Diet Linked?
door: Massey University; Universal College of Learning
DOI: 10.3390/nu12102975
Datum: 2020 Sep 29
Website: PubMed Central (PMC)
Uitgever: Nutrients

[s28] - https://pmc.ncbi.nlm.nih.gov/articles/PMC5656454/
Auteur: Vikesh K Singh, Mark E Haupt, David E Geller, Jerry A Hall, Pedro M Quintana Diez
Titel: Less common etiologies of exocrine pancreatic insufficiency
DOI: 10.3748/wjg.v23.i39.7059
Datum: 2017 Oct 21
Website: PubMed Central (PMC)
Uitgever: World Journal of Gastroenterology

[s29] - https://pmc.ncbi.nlm.nih.gov/articles/PMC7551310/

Auteur:	Antonio Corsello, Daniela Pugliese, Antonio Gasbarrini, Alessandro Armuzzi	**Titel:**	Diet and Nutrients in Gastrointestinal Chronic Diseases
door:	Fondazione Policlinico Universitario A. Gemelli IRCCS; Istituto di Patologia Speciale Medica, Università Cattolica del Sacro Cuore	**DOI:**	10.3390/nu12092693
Datum:	2020 Sep 3	**Website:**	PubMed Central (PMC)
Uitgever:	MDPI		

[s30] - https://pmc.ncbi.nlm.nih.gov/articles/PMC3934501/

Auteur:	Amy Fedewa, Satish S C Rao	**Titel:**	Dietary fructose intolerance, fructan intolerance and FODMAPs
door:	Georgia Regents University; National Library of Medicine (NLM); NIH	**DOI:**	10.1007/s11894-013-0370-0
Datum:	2014 Jan	**Website:**	PubMed Central (PMC)
Uitgever:	Current gastroenterology reports		

[s31] - https://pmc.ncbi.nlm.nih.gov/articles/PMC10459712/

Auteur:	Giovanna Alexandre Fabiano, Leila Marie Shinn, Adriane Elisabete Costa Antunes	**Titel:**	Relationship between Oat Consumption, Gut Microbiota Modulation, and Short-Chain Fatty Acid Synthesis: An Integrative Review
door:	State University of Campinas; PepsiCo R&D	**DOI:**	10.3390/nu15163534
Datum:	2023 Aug 11	**Website:**	PubMed Central (PMC)
Uitgever:	Nutrients		

[s32] - https://pmc.ncbi.nlm.nih.gov/articles/PMC7912826/

Auteur:	Alexandra Alcorta, Adrià Porta, Amparo Tárrega, María Dolores Alvarez, M Pilar Vaquero	**Titel:**	Foods for Plant-Based Diets: Challenges and Innovations
door:	Instituto de Ciencia y Tecnología de Alimentos y Nutrición (ICTAN-CSIC), Instituto de Agroquímica y Tecnología de Alimentos (IATA-CSIC)	**DOI:**	10.3390/foods10020293
Datum:	2021 Feb 1	**Website:**	PubMed Central (PMC)

[s33] - https://pmc.ncbi.nlm.nih.gov/articles/PMC10449545/

Auteur:	Wei Sheng, Guang Ji, Li Zhang	**Titel:**	Immunomodulatory effects of inulin and its intestinal metabolites
door:	Institute of Digestive Diseases, Longhua Hospital, Shanghai University of Traditional Chinese Medicine, Shanghai, China	**DOI:**	10.3389/fimmu.2023.1224092
Datum:	2023 Aug 10	**Website:**	PMC (PubMed Central)
Uitgever:	Frontiers in Immunology		

[s34] - https://pmc.ncbi.nlm.nih.gov/articles/PMC8001864/

Auteur:	Judith Wellens, Séverine Vermeire, João Sabino	**Titel:**	Let Food Be Thy Medicine—Its Role in Crohn's Disease
door:	University Hospitals Leuven	**DOI:**	10.3390/nu13030832
Datum:	2021 Mar 3	**Website:**	PubMed Central (PMC)
Uitgever:	Nutrients		

[s35] - https://pmc.ncbi.nlm.nih.gov/articles/PMC4518859/

Auteur:	Alexander Palant, Janka Koschack, Simone Rassmann, Gabriele Lucius-Hoene, Michael Karaus, Wolfgang Himmel	**Titel:**	"And then you start to loose it because you think about Nutella": The significance of food for people with inflammatory bowel disease - a qualitative study
door:	University Medical Center Göttingen; University of Freiburg; Evangelic Hospital Göttingen-Weende	**DOI:**	10.1186/s12876-015-0322-2
Datum:	2015 Jul 30	**Website:**	PubMed Central (PMC)
Uitgever:	BMC Gastroenterology		

[s36] - https://pmc.ncbi.nlm.nih.gov/articles/PMC10088739/

Auteur:	Francis Ayimbila, Suttipun Keawsompong	**Titel:**	Nutritional Quality and Biological Application of Mushroom Protein as a Novel Protein Alternative
door:	Kasetsart University	**DOI:**	10.1007/s13668-023-00468-x
Datum:	2023 Apr 10	**Website:**	PubMed Central (PMC)
Uitgever:	Springer Science and Business Media LLC		

[s37] - https://pmc.ncbi.nlm.nih.gov/articles/PMC11147801/

Auteur:	Cheenie Nieva, Jennifer Pryor, Georgina M Williams, Emily C Hoedt, Grace L Burns, Guy D Eslick, Nicholas J Talley, Kerith Duncanson, Simon Keely	**Titel:**	The Impact of Dietary Interventions on the Microbiota in Inflammatory Bowel Disease: A Systematic Review
DOI:	10.1093/ecco-jcc/jjad204	**Datum:**	2023 Dec 15
Website:	PubMed Central (PMC)	**Uitgever:**	Journal of Crohn's & Colitis

[s38] - https://pmc.ncbi.nlm.nih.gov/articles/PMC11821149/

Auteur:	Riya Gautam Naik, Sarah A Purcell, Stephanie L Gold, Victoria Christiansen, Leah D D'Aloisio, Maitreyi Raman, Natasha Haskey	**Titel:**	From Evidence to Practice: A Narrative Framework for Integrating the Mediterranean Diet into Inflammatory Bowel Disease Management
door:	University of British Columbia, Southern Medical Program, Icahn School of Medicine at Mount Sinai, Alberta Health Services, University of Calgary	**DOI:**	10.3390/nu17030470
Datum:	2025 Jan 28	**Website:**	PubMed Central (PMC)
Uitgever:	Nutrients		

[s39] - https://pmc.ncbi.nlm.nih.gov/articles/PMC9607252/

Auteur:	Małgorzata Godala, Ewelina Gaszyń ska, Hubert Zatorski, Ewa Małecka-Wojciesko	**Titel:**	Dietary Interventions in Inflammatory Bowel Disease
door:	Medical University of Lodz	**DOI:**	10.3390/nu14204261
Datum:	2022 Oct 12	**Website:**	PubMed Central (PMC)
Uitgever:	MDPI		

[s40] - https://pmc.ncbi.nlm.nih.gov/articles/PMC4352452/

Auteur:	John K Triantafillidis, Costas Vagianos, Apostolos E Papalois	**Titel:**	The Role of Enteral Nutrition in Patients with Inflammatory Bowel Disease: Current Aspects
door:	National Center for Biotechnology Information (NCBI)	**DOI:**	10.1155/2015/197167
Datum:	2015 Feb 22	**Website:**	PubMed Central (PMC)
Uitgever:	BioMed Research International		

[s41] - https://pmc.ncbi.nlm.nih.gov/articles/PMC9231317/

Auteur:	Marcelina Radziszewska, Joanna Smarkusz-Zarzecka, Lucyna Ostrowska, Damian Pogodziński	**Titel:**	Nutrition and Supplementation in Ulcerative Colitis
door:	Medical University of Bialystok	**DOI:**	10.3390/nu14122469
Datum:	2022 Jun 14	**Website:**	PubMed Central (PMC)
Uitgever:	Nutrients		

[s42] - https://pmc.ncbi.nlm.nih.gov/articles/PMC11063602/

Auteur:	Camilla Christensen, Andrea Knudsen, Erik K Arnesen, Jan Gunnar Hatlebakk, Ida Sofie Sletten, Lars T Fadnes	**Titel:**	Diet, Food, and Nutritional Exposures and Inflammatory Bowel Disease or Progression of Disease: an Umbrella Review
door:	University of Bergen, University of Oslo, Haukeland University Hospital, The Medical Library	**DOI:**	10.1016/j.advnut.2024.100219
Datum:	2024 Apr 8	**Website:**	PMC (PubMed Central)
Uitgever:	Advances in Nutrition		

[s43] - https://pmc.ncbi.nlm.nih.gov/articles/PMC4303825/

Auteur:	Michael A Conlon, Anthony R Bird	**Titel:**	The Impact of Diet and Lifestyle on Gut Microbiota and Human Health
DOI:	10.3390/nu7010017	**Datum:**	2014 Dec 24
Website:	PubMed Central (PMC)	**Uitgever:**	Nutrients

[s44] - https://www.ncbi.nlm.nih.gov/pmc/articles/PMC6915094/

Auteur:	Aeja Jackson, Christopher B Forsyth, Maliha Shaikh, Robin M Voigt, Phillip A Engen, Vivian Ramirez, Ali Keshavarzian	**Titel:**	Diet in Parkinson's Disease: Critical Role for the Microbiome
door:	Rush University Medical Center	**DOI:**	10.3389/fneur.2019.01245
Datum:	2019 Dec 10	**Website:**	PubMed Central (PMC)
Uitgever:	Frontiers in Neurology		

[s45] - https://pmc.ncbi.nlm.nih.gov/articles/PMC9607252/

Auteur:	Małgorzata Godala, Ewelina Gaszyń ska, Hubert Zatorski, Ewa Małecka-Wojciesko	**Titel:**	Dietary Interventions in Inflammatory Bowel Disease
door:	Medical University of Lodz	**DOI:**	10.3390/nu14204261
Datum:	2022 Oct 12	**Website:**	PubMed Central (PMC)
Uitgever:	Nutrients		

[s46] - https://pmc.ncbi.nlm.nih.gov/articles/PMC11444971/

Auteur:	Haitao Wang, Junyi Bai, Pengyu Miao, Yu Wei, Xiaochao Chen, Haibo Lan, Yong Qing, Meizhu Zhao, Yanyu Li, Rui Tang, Xiangdong Yang	**Titel:**	The key to intestinal health: a review and perspective on food additives
door:	The School of Clinical Medical Sciences, Southwest Medical University; Chengdu Anorectal Hospital; School of Basic Medical Sciences, Southwest Medical University	**DOI:**	10.3389/fnut.2024.1420358
Datum:	2024 Sep 18	**Website:**	PubMed Central (PMC)
Uitgever:	Frontiers in Nutrition		

[s47] - https://pmc.ncbi.nlm.nih.gov/articles/PMC9864936/

Auteur:	Xuewei Zhou, Kaina Qiao, Huimin Wu, Yuyu Zhang	**Titel:**	The Impact of Food Additives on the Abundance and Composition of Gut Microbiota
door:	Food Laboratory of Zhongyuan, Beijing Technology and Business University, Key Laboratory of Flavor Science of China General Chamber of Commerce, Beijing Technology and Business University	**DOI:**	10.3390/molecules28020631
Datum:	2023 Jan 7	**Website:**	PMC (PubMed Central)
Uitgever:	Molecules		

[s48] - https://pmc.ncbi.nlm.nih.gov/articles/PMC8064481/

Auteur:	Marjo J E Campmans-Kuijpers, Gerard Dijkstra	**Titel:**	Food and Food Groups in Inflammatory Bowel Disease (IBD): The Design of the Groningen Anti-Inflammatory Diet (GrAID)
door:	University Medical Center Groningen, University of Groningen	**DOI:**	10.3390/nu13041067
Datum:	2021 Mar 25	**Website:**	PubMed Central (PMC)
Uitgever:	Nutrients		

[s49] - https://pmc.ncbi.nlm.nih.gov/articles/PMC8100370/

Auteur:	Nor Hamizah Shafiee, Zahara Abdul Manaf, Norfilza M Mokhtar, Raja Affendi Raja Ali	**Titel:**	Anti-inflammatory diet and inflammatory bowel disease: what clinicians and patients should know?
door:	Universiti Kebangsaan Malaysia	**DOI:**	10.5217/ir.2020.00035
Datum:	2021 Feb 3	**Website:**	PubMed Central (PMC)
Uitgever:	Intestinal Research		

[s50] - https://pmc.ncbi.nlm.nih.gov/articles/PMC9231317/

Auteur:	Marcelina Radziszewska, Joanna Smarkusz-Zarzecka, Lucyna Ostrowska, Damian Pogodziński	**Titel:**	Nutrition and Supplementation in Ulcerative Colitis
door:	Medical University of Bialystok	**DOI:**	10.3390/nu14122469
Datum:	2022 Jun 14	**Website:**	PubMed Central (PMC)

[s51] - https://pmc.ncbi.nlm.nih.gov/articles/PMC10496934/

Auteur:	Shubhangi Singh, Swarupa Chakole, Suyash Agrawal, Nidhi Shetty, Roshan Prasad, Tejaswee Lohakare, Mayur Wanjari, Seema Yelne	**Titel:**	A Comprehensive Review of Upper Gastrointestinal Symptom Management in Autoimmune Gastritis: Current Insights and Future Directions
door:	Jawaharlal Nehru Medical College, Datta Meghe Institute of Higher Education and Research; Smt. Radhikabai Meghe Memorial College of Nursing, Datta Meghe Institute of Higher Education and Research; Shalinitai Meghe College of Nursing, Datta Meghe Institute of Higher Education and Research	**DOI:**	10.7759/cureus.43418
Datum:	2023 Aug 13	**Website:**	PubMed Central (PMC)
Uitgever:	Cureus		

[s52] - https://pmc.ncbi.nlm.nih.gov/articles/PMC7878331/

Auteur:	Anne F Peery, Aasma Shaukat, Lisa L Strate	**Titel:**	AGA Clinical Practice Update on Medical Management of Colonic Diverticulitis: Expert Review
DOI:	10.1053/j.gastro.2020.09.059	**Datum:**	2020 Dec 3
Website:	PubMed Central (PMC)	**Uitgever:**	Gastroenterology

[s53] - https://pmc.ncbi.nlm.nih.gov/articles/PMC4642427/

Auteur:	Erika Vanhauwaert, Christophe Matthys, Lies Verdonck, Vicky De Preter	**Titel:**	Low-Residue and Low-Fiber Diets in Gastrointestinal Disease Management
door:	University College Leuven-Limburg; University Hospitals Leuven; KU Leuven	**DOI:**	10.3945/an.115.009688
Datum:	2015 Nov 10	**Website:**	PubMed Central (PMC)
Uitgever:	Advances in Nutrition		

[s54] - https://pmc.ncbi.nlm.nih.gov/articles/PMC5852713/

Auteur:	Camilla Dahl, Megan Crichton, Julie Jenkins, Romina Nucera, Sophie Mahoney, Wolfgang Marx, Skye Marshall	**Titel:**	Evidence for Dietary Fibre Modification in the Recovery and Prevention of Reoccurrence of Acute, Uncomplicated Diverticulitis: A Systematic Literature Review
door:	Faculty of Health Sciences & Medicine, Bond University, Robina Hospital, La Trobe University	**DOI:**	10.3390/nu10020137
Datum:	2018 Jan 27	**Website:**	PubMed Central (PMC)
Uitgever:	Nutrients		

[s55] - https://www.ncbi.nlm.nih.gov/pmc/articles/PMC8096188/

Auteur:	Sonali Palchaudhuri, Lindsey Albenberg, James D Lewis	**Titel:**	Diet Recommendations for Hospitalized Patients With Inflammatory Bowel Disease: Better Options Than Nil Per Os
DOI:	10.1093/crocol/otaa059	**Datum:**	2020 Jul 17
Website:	PubMed Central (PMC)	**Uitgever:**	Crohn's & Colitis 360

[s56] - https://pmc.ncbi.nlm.nih.gov/articles/PMC6723806/

Auteur:	Lena J Storck, Reinhard Imoberdorf, Peter E Ballmer	**Titel:**	Nutrition in Gastrointestinal Disease: Liver, Pancreatic, and Inflammatory Bowel Disease
door:	Kantonsspital Winterthur, Department of Medicine, Zürcher RehaZentrum Davos	**DOI:**	10.3390/jcm8081098
Datum:	2019 Jul 25	**Website:**	PubMed Central (PMC)
Uitgever:	MDPI		

[s57] - https://pmc.ncbi.nlm.nih.gov/articles/PMC10421392/

Auteur:	Małgorzata Godala, Ewelina Gaszyń ska, Konrad Walczak, Ewa Małecka-Wojciesko	**Titel:**	Evaluation of Albumin, Transferrin and Transthyretin in Inflammatory Bowel Disease Patients as Disease Activity and Nutritional Status Biomarkers
door:	Medical University of Lodz	**DOI:**	10.3390/nu15153479
Datum:	2023 Aug 7	**Website:**	PubMed Central (PMC)
Uitgever:	MDPI		

[s58] - https://pmc.ncbi.nlm.nih.gov/articles/PMC7972945/

Titel:	61st Annual Conference of Indian Society of Gastroenterology, Virtual Diamond Jubilee ISGCON 2020, 19-20th December 2020	**door:**	PubMed Central (PMC)
DOI:	10.1007/s12664-020-01133-9	**Datum:**	2021 Mar 19
Website:	PMC	**Uitgever:**	Indian Journal of Gastroenterology

[s59] - https://pmc.ncbi.nlm.nih.gov/articles/PMC8100370/

Auteur:	Nor Hamizah Shafiee, Zahara Abdul Manaf, Norfilza M Mokhtar, Raja Affendi Raja Ali	**Titel:**	Anti-inflammatory diet and inflammatory bowel disease: what clinicians and patients should know?
door:	Universiti Kebangsaan Malaysia	**DOI:**	10.5217/ir.2020.00035
Datum:	2021 Feb 3	**Website:**	PubMed Central (PMC)
Uitgever:	Intestinal Research		

[s60] - https://pmc.ncbi.nlm.nih.gov/articles/PMC11278540/

Auteur:	Doina Istratescu, Carmen Monica Preda, Teodora Manuc, Corina Meianu, Tudor Stroie, Mircea Diculescu	**Titel:**	A Comprehensive Review of Dietary Approaches in Maintaining Remission of Inflammatory Bowel Diseases in Adults
DOI:	10.3390/medicina60071068	**Datum:**	2024 Jun 28
Website:	PubMed Central (PMC)	**Uitgever:**	Medicina

[s61] - https://pmc.ncbi.nlm.nih.gov/articles/PMC7922138/

Auteur:	Ugo Cucinotta, Claudio Romano, Valeria Dipasquale	**Titel:**	Diet and Nutrition in Pediatric Inflammatory Bowel Diseases
door:	University of Messina	**DOI:**	10.3390/nu13020655
Datum:	2021 Feb 17	**Website:**	PubMed Central (PMC)
Uitgever:	Nutrients		

[s62] - https://pmc.ncbi.nlm.nih.gov/articles/PMC7551310/

Auteur:	Antonio Corsello, Daniela Pugliese, Antonio Gasbarrini, Alessandro Armuzzi	**Titel:**	Diet and Nutrients in Gastrointestinal Chronic Diseases
door:	Fondazione Policlinico Universitario A. Gemelli IRCCS; Università Cattolica del Sacro Cuore	**DOI:**	10.3390/nu12092693
Datum:	2020 Sep 3	**Website:**	PubMed Central (PMC)
Uitgever:	Nutrients		

[s63] - https://www.vetspecialists.com/vet-blog-landing/animal-health-articles/2024/01/05/IBD-in-cats

Auteur:	Craig Datz, DVM, MS, DABVP, DACVIM (Nutrition)	**Titel:**	Nutrition for Cats with Inflammatory Bowel Disease (IBD)
door:	vetspecialists.com	**Datum:**	Jan 5, 2024
Website:	vetspecialists.com		

[s64] - https://pmc.ncbi.nlm.nih.gov/articles/PMC7551310/

Auteur:	Antonio Corsello, Daniela Pugliese, Antonio Gasbarrini, Alessandro Armuzzi	**Titel:**	Diet and Nutrients in Gastrointestinal Chronic Diseases
door:	Fondazione Policlinico Universitario A. Gemelli IRCCS; Istituto di Patologia Speciale Medica, Università Cattolica del Sacro Cuore	**DOI:**	10.3390/nu12092693
Datum:	2020 Sep 3	**Website:**	PubMed Central (PMC)
Uitgever:	Nutrients		

[s65] - https://pmc.ncbi.nlm.nih.gov/articles/PMC11658349/

Auteur:	Bin Xia, Yan Li, Linmin Hu, Peng Xie, Ningning Mi, Liyuan Lv, Zixin Liang, Yuxuan Sun, Ying Li, Xiaodong Jiang, Guinan Liu, Yuanyuan Feng, Yingxin Zhu, Bo Zhan, Qiangsheng He, Pingguang Lei, Jian Qi, Pengpeng Wang, Jinqiu Yuan	**Titel:**	Healthy eating patterns associated with reduced risk of inflammatory bowel disease by lowering low-grade inflammation: evidence from a large prospective cohort study
DOI:	10.1186/s12916-024-03809-x	**Datum:**	2024 Dec 18
Website:	PubMed Central (PMC)	**Uitgever:**	BMC Medicine

[s66] - https://ods.od.nih.gov/factsheets/VitaminB12-HealthProfessional/

Titel:	Vitamin B12 - Health Professional Fact Sheet	**door:**	Office of Dietary Supplements, National Institutes of Health (NIH)
Website:	Office of Dietary Supplements		

[s67] - https://pmc.ncbi.nlm.nih.gov/articles/PMC5517270/

Auteur:	Melissa A Smith, Trevor Smith, Timothy M Trebble	**Titel:**	Nutritional management of adults with inflammatory bowel disease: practical lessons from the available evidence
door:	Department of Gastroenterology, Guy' s and St Thomas' NHS Foundation Trust, London, UK; Department of Gastroenterology and Human Nutrition, Southampton University Hospitals Trust, Southampton General Hospital, Southampton, UK; Department of Gastroenterology, Portsmouth Hospitals NHS Trust, Portsmouth, UK	**DOI:**	10.1136/flgastro-2011-100032
Datum:	2012 May 21	**Website:**	PubMed Central (PMC)
Uitgever:	Frontline Gastroenterology		

[s68] - https://pmc.ncbi.nlm.nih.gov/articles/PMC6627381/

Auteur:	Kyle Kilby, Holly Mathias, Lindsay Boisvenue, Courtney Heisler, Jennifer L Jones	**Titel:**	Micronutrient Absorption and Related Outcomes in People with Inflammatory Bowel Disease: A Review
DOI:	10.3390/nu11061388	**Datum:**	2019 Jun 20
Website:	PubMed Central (PMC)	**Uitgever:**	Nutrients

[s69] - https://ods.od.nih.gov/factsheets/Zinc-HealthProfessional/

Titel:	Zinc - Health Professional Fact Sheet	**door:**	National Institutes of Health (NIH)
Datum:	Sat, 15 Feb 2025	**Website:**	Office of Dietary Supplements
Uitgever:	ods.od.nih.gov		

[s70] - https://pmc.ncbi.nlm.nih.gov/articles/PMC5114499/

Auteur:	Ashwin N Ananthakrishnan	**Titel:**	Vitamin D and Inflammatory Bowel Disease
door:	Harvard Medical School Massachusetts General Hospital Boston	**Datum:**	2016 Aug
Website:	PubMed Central (PMC)	**Uitgever:**	Gastroenterology & Hepatology

[s71] - https://pmc.ncbi.nlm.nih.gov/articles/PMC6146599/

Auteur:	Georgiana-Emmanuela Gîlcă-Blanariu, Smaranda Diaconescu, Manuela Ciocoiu, Gabriela Ştefănescu	**Titel:**	New Insights into the Role of Trace Elements in IBD
DOI:	10.1155/2018/1813047	**Datum:**	2018 Sep 6
Website:	PubMed Central (PMC)	**Uitgever:**	BioMed Research International

[s72] - https://pubmed.ncbi.nlm.nih.gov/27769076/

Auteur:	Rossi RE;Whyand T;Murray CD; Hamilton MI;Conte D;Caplin ME.	**Titel:**	The role of dietary supplements in inflammatory bowel disease: a systematic review
door:	PubMed	**DOI:**	10.1097/MEG.0000000000000728
Datum:	2016 Dec	**Website:**	PubMed
Uitgever:	Eur J Gastroenterol Hepatol		

[s73] - https://pmc.ncbi.nlm.nih.gov/articles/PMC9733784/

Auteur:	Harsh Bodke, Sangita Jogdand	**Titel:**	Role of Probiotics in Human Health
door:	Jawaharlal Nehru Medical College, Datta Meghe Institute of Medical Sciences, Wardha, IND	**DOI:**	10.7759/cureus.31313
Datum:	2022 Nov 9	**Website:**	PubMed Central (PMC)
Uitgever:	Cureus		

[s74] - https://pmc.ncbi.nlm.nih.gov/articles/PMC3539293/

Auteur:	Peera Hemarajata, James Versalovic	**Titel:**	Effects of probiotics on gut microbiota: mechanisms of intestinal immunomodulation and neuromodulation
door:	Baylor College of Medicine, Texas Children's Hospital	**DOI:**	10.1177/1756283X12459294
Datum:	2013 Jan	**Website:**	PubMed Central (PMC)
Uitgever:	Therapeutic Advances in Gastroenterology		

[s75] - https://pmc.ncbi.nlm.nih.gov/articles/PMC10773664/

Auteur:	Tariq Aziz, Nageen Hussain, Zunaira Hameed, Lin Lin	**Titel:**	Elucidating the role of diet in maintaining gut health to reduce the risk of obesity, cardiovascular and other age-related inflammatory diseases: recent challenges and future recommendations
DOI:	10.1080/19490976.2023.2297864	**Datum:**	2024 Jan 4
Website:	PubMed Central (PMC)	**Uitgever:**	Gut Microbes

[s76] - https://pmc.ncbi.nlm.nih.gov/articles/PMC3002586/

Auteur:	Elizabeth C Verna, Susan Lucak	**Titel:**	Use of probiotics in gastrointestinal disorders: what to recommend?
door:	Division of Digestive and Liver Diseases, Columbia University College of Physicians and Surgeons	**DOI:**	10.1177/1756283X10373814
Datum:	2010 Sep	**Website:**	PubMed Central (PMC)
Uitgever:	Therapeutic Advances in Gastroenterology		

[s77] - https://pmc.ncbi.nlm.nih.gov/articles/PMC10891645/

Auteur:	Nicoleta-Maricica Maftei, Cosmin Raducu Raileanu, Alexia Anastasia Balta, Lenuta Ambrose, Monica Boev, Denisa Batîr Marin, Elena Lacramioara Lisa	**Titel:**	The Potential Impact of Probiotics on Human Health: An Update on Their Health-Promoting Properties
DOI:	10.3390/microorganisms12020234	**Datum:**	2024 Jan 23
Website:	PubMed Central (PMC)	**Uitgever:**	Microorganisms

[s78] - https://pmc.ncbi.nlm.nih.gov/articles/PMC4923812/

Auteur:	John K Triantafillidis, Aikaterini Triantafyllidi, Constantinos Vagianos, Apostolos Papalois	**Titel:**	Favorable results from the use of herbal and plant products in inflammatory bowel disease: evidence from experimental animal studies
DOI:	10.20524/aog.2016.0059	**Datum:**	2016 Feb 20
Website:	PubMed Central (PMC)	**Uitgever:**	Annals of Gastroenterology : Quarterly Publication of the Hellenic Society of Gastroenterology

[s79] - https://pmc.ncbi.nlm.nih.gov/articles/PMC7284960/

Auteur:	Bartosz Malinowski, Michał Wiciński, Maya M Sokołowska, Nicholas A Hill, Monika Szambelan	**Titel:**	The Rundown of Dietary Supplements and Their Effects on Inflammatory Bowel Disease—A Review
door:	Department of Pharmacology and Therapeutics, Faculty of Medicine, Collegium Medicum in Bydgoszcz, Nicolaus Copernicus University	**DOI:**	10.3390/nu12051423
Datum:	2020 May 14	**Website:**	PubMed Central (PMC)
Uitgever:	Nutrients		

[s80] - https://www.ncbi.nlm.nih.gov/books/NBK92765/

Auteur:	Meika Foster, Duncan Hunter, Samir Samman	**Titel:**	Evaluation of the Nutritional and Metabolic Effects of Aloe vera
door:	National Center for Biotechnology Information (NCBI)	**Datum:**	2011
Website:	NCBI Bookshelf	**Uitgever:**	CRC Press/Taylor & Francis

[s81] - https://pmc.ncbi.nlm.nih.gov/articles/PMC5656454/

Auteur:	Vikesh K Singh, Mark E Haupt, David E Geller, Jerry A Hall, Pedro M Quintana Diez	**Titel:**	Less common etiologies of exocrine pancreatic insufficiency
DOI:	10.3748/wjg.v23.i39.7059	**Datum:**	2017 Oct 21
Website:	PubMed Central (PMC)	**Uitgever:**	World Journal of Gastroenterology

[s82] - https://pmc.ncbi.nlm.nih.gov/articles/PMC8708123/

Auteur:	Lumír Kunovský, Petr Dítě, Petr Jabandžiev, Michal Eid, Karolina Poredská, Jitka Vaculová, Dana Sochorová, Pavel Janeček, Pavla Tesařiková, Martin Blaho, Jan Trna, Jan Hlavsa, Zdeněk Kala	**Titel:**	Causes of Exocrine Pancreatic Insufficiency Other Than Chronic Pancreatitis
door:	University Hospital Brno, Faculty of Medicine, Masaryk University	**DOI:**	10.3390/jcm10245779
Datum:	2021 Dec 10	**Website:**	PubMed Central (PMC)

[s83] - https://pmc.ncbi.nlm.nih.gov/articles/PMC4923703/

Auteur:	Gianluca Ianiro, Silvia Pecere, Valentina Giorgio, Antonio Gasbarrini, Giovanni Cammarota	**Titel:**	Digestive Enzyme Supplementation in Gastrointestinal Diseases
door:	Department of Medical Sciences, Division of Internal Medicine, Gastroenterology and Liver Unit, Catholic University, School of Medicine and Surgery, A. Gemelli Hospital Rome, Italy; Division of Pediatrics, Catholic University, School of Medicine and Surgery, A. Gemelli Hospital Rome, Italy	**DOI:**	10.2174/1389200217021601141 50137
Datum:	2016 Feb	**Website:**	PMC
Uitgever:	Current Drug Metabolism		

[s84] - https://pmc.ncbi.nlm.nih.gov/articles/PMC7697745/

Auteur:	Aditi Kumar, Matthew J Brookes	**Titel:**	Iron Therapy in Inflammatory Bowel Disease
door:	The Royal Wolverhampton NHS Trust, Research Institute in Healthcare Science (RIHS), University of Wolverhampton	**DOI:**	10.3390/nu12113478
Datum:	2020 Nov 12	**Website:**	PubMed Central (PMC)
Uitgever:	Nutrients		

[s85] - https://pmc.ncbi.nlm.nih.gov/articles/PMC9818563/

Auteur:	Ellen J Spartz, Lauren DeDecker, Danny Le, Laleh Jalilian, Berkeley N Limketkai	**Titel:**	Advances in Mobile Health for Inflammatory Bowel Disease
door:	David Geffen School of Medicine at UCLA	**DOI:**	10.3390/diagnostics13010037
Datum:	2022 Dec 23	**Website:**	PubMed Central (PMC)
Uitgever:	Diagnostics		

[s86] - https://pmc.ncbi.nlm.nih.gov/articles/PMC10521297/

Auteur:	Madeline Erlich, Sarah Lindblad, Natasha Haskey, Darlene Higbee Clarkin, Taojie Dong, Ruth Harvie, Genelle Lunken, Jess Pirnack, Kevan Jacobson	**Titel:**	User testing to modify the MyHealthyGut digital health application for inflammatory bowel disease
DOI:	10.1177/20552076231203664	**Datum:**	2023 Sep 26
Website:	PubMed Central (PMC)	**Uitgever:**	Digital Health

[s87] - https://pmc.ncbi.nlm.nih.gov/articles/PMC9875997/

Auteur:	Samuel N Jactel, Joseph M Olson, Kathleen Y Wolin, Jordan Brown, Mythili P Pathipati, Valerie J Jagiella, Joshua R Korzenik	**Titel:**	Efficacy of a Digital Personalized Elimination Diet for the Self-Management of Irritable Bowel Syndrome and Comorbid Irritable Bowel Syndrome and Inflammatory Bowel Disease
DOI:	10.14309/ctg.0000000000000545	**Datum:**	2022 Nov 1
Website:	PubMed Central (PMC)	**Uitgever:**	Clinical and Translational Gastroenterology

[s88] - https://pmc.ncbi.nlm.nih.gov/articles/PMC4754530/

Auteur:	Danny Con, Peter De Cruz	**Titel:**	Mobile Phone Apps for Inflammatory Bowel Disease Self-Management: A Systematic Assessment of Content and Tools
door:	Faculty of Medicine, Dentistry, and Health Sciences, The University of Melbourne; Department of Gastroenterology, Austin Hospital, Melbourne, Australia; Department of Medicine, Austin Academic Centre, The University of Melbourne	**DOI:**	10.2196/mhealth.4874
Datum:	2016 Feb 1	**Website:**	PubMed Central (PMC)
Uitgever:	JMIR mHealth and uHealth		

[s89] - https://pmc.ncbi.nlm.nih.gov/articles/PMC8030699/

Auteur:	Sharon V Thompson, Melisa A Bailey, Andrew M Taylor, Jennifer L Kaczmarek, Annemarie R Mysonhimer, Caitlyn G Edwards, Ginger E Reeser, Nicholas A Burd, Naiman A Khan, Hannah D Holscher	**Titel:**	Avocado Consumption Alters Gastrointestinal Bacteria Abundance and Microbial Metabolite Concentrations among Adults with Overweight or Obesity: A Randomized Controlled Trial
door:	University of Illinois, Urbana-Champaign, IL, USA	**DOI:**	10.1093/jn/nxaa219
Datum:	2020 Aug 17	**Website:**	PubMed Central (PMC)
Uitgever:	The Journal of Nutrition		

[s90] - https://pmc.ncbi.nlm.nih.gov/articles/PMC6502201/

Auteur:	Reddavide Rosa, Rotolo Ornella, Gabriella Caruso Maria, Stasi Elisa, Notarnicola Maria, Miraglia Chiara, Nouvenne Antonio, Meschi Tiziana, Luigi de' Angelis Gian, Di Mario Francesco, Leandro Gioacchino	**Titel:**	The role of diet in the prevention and treatment of Inflammatory Bowel Diseases
door:	National Institute of Gastroenterology "S. De Bellis" Research Hospital, Castellana Grotte, Italy; Department of Medicine and Surgery, University of Parma, Parma, Italy	**DOI:**	10.23750/abm.v89i9-S.7952
Datum:	2018	**Website:**	PubMed Central (PMC)
Uitgever:	Acta Bio Medica : Atenei Parmensis		

[s91] - https://pmc.ncbi.nlm.nih.gov/articles/PMC8443856/

Auteur:	Alex Morrison, Kimberly Braly, Namita Singh, David L Suskind, Dale Lee	**Titel:**	Differences in Nutrient Intake with Homemade versus Chef-Prepared Specific Carbohydrate Diet Therapy in Inflammatory Bowel Disease: Insights into Dietary Research
door:	Department of Pediatrics, Seattle Children's Hospital, University of Washington, Seattle, WA, USA; Division of Gastroenterology, Seattle Children's Hospital, University of Washington, Seattle, WA, USA.	**DOI:**	10.5223/pghn.2021.24.5.432
Datum:	2021 Sep 8	**Website:**	PubMed Central (PMC)
Uitgever:	Pediatric Gastroenterology, Hepatology & Nutrition		

[s92] - https://pmc.ncbi.nlm.nih.gov/articles/PMC9871561/

Auteur:	Alicja Ewa Ratajczak, Stefano Festa, Annalisa Aratari, Claudio Papi, Agnieszka Dobrowolska, Iwona Krela-Kaźmierczak	**Titel:**	Should the Mediterranean diet be recommended for inflammatory bowel diseases patients? A narrative review
DOI:	10.3389/fnut.2022.1088693	**Datum:**	2023 Jan 10
Website:	PubMed Central (PMC)	**Uitgever:**	Frontiers in Nutrition

[s93] - https://pmc.ncbi.nlm.nih.gov/articles/PMC11821149/

Auteur:	Riya Gautam Naik, Sarah A Purcell, Stephanie L Gold, Victoria Christiansen, Leah D D'Aloisio, Maitreyi Raman, Natasha Haskey	**Titel:**	From Evidence to Practice: A Narrative Framework for Integrating the Mediterranean Diet into Inflammatory Bowel Disease Management
door:	University of British Columbia, Icahn School of Medicine at Mount Sinai, Alberta Health Services, University of Calgary, PubMed Central (PMC)	**DOI:**	10.3390/nu17030470
Datum:	2025 Jan 28	**Website:**	pmc.ncbi.nlm.nih.gov
Uitgever:	Nutrients		

[s94] - https://journals.plos.org/plosone/article?id=10.1371/journal.pone.0288908

Auteur:	Tingting Yin, Ran Ye, Qiuqin Wang, Lulu Wang, Wenjing Xu, Wenjing Tu, Guihua Xu	**Titel:**	Difficulties in eating out of home while diagnosed with inflammatory bowel disease: A qualitative interview study from China
door:	Nanjing University of Chinese Medicine, Nanjing, China	**DOI:**	10.1371/journal.pone.0288908
Datum:	Dec 5, 2023	**Website:**	PLOS ONE
Uitgever:	Public Library of Science		

[s95] - https://www.niddk.nih.gov/health-information/digestive-diseases/celiac-disease/eating-diet-nutrition

Titel:	Eating, Diet, & Nutrition for Celiac Disease - NIDDK	**door:**	National Institute of Diabetes and Digestive and Kidney Diseases (NIDDK)
Datum:	2024-12-13	**Website:**	NIDDK
Uitgever:	NIDDK - National Institute of Diabetes and Digestive and Kidney Diseases		

[s96] - https://pmc.ncbi.nlm.nih.gov/articles/PMC7241053/

Auteur: Naueen A Chaudhry, Angela Pham, Andrew Flint, Isaac Molina, Zareen Zaidi, Ellen M Zimmermann, Linda S Behar-Horenstein
Titel: College Students with Inflammatory Bowel Disease: A Qualitative Study of Challenges Associated with College Transition and Self-Care
door: University of Florida
DOI: 10.1089/heq.2019.0053
Datum: 2020 May 12
Website: PubMed Central (PMC)
Uitgever: Health Equity

[s97] - https://www.niddk.nih.gov/health-information/digestive-diseases/bowel-control-problems-fecal-incontinence/treatment

Titel: Treatment of Fecal Incontinence - NIDDK
door: National Institute of Diabetes and Digestive and Kidney Diseases (NIDDK)
Datum: 2024-12-13
Website: NIDDK
Uitgever: NIDDK - National Institute of Diabetes and Digestive and Kidney Diseases

---

[s98] - https://journals.plos.org/plosone/article?id=10.1371/journal.pone.0288908

Auteur: Tingting Yin, Ran Ye, Qiuqin Wang, Lulu Wang, Wenjing Xu, Wenjing Tu, Guihua Xu
Titel: Difficulties in eating out of home while diagnosed with inflammatory bowel disease: A qualitative interview study from China
door: Nanjing University of Chinese Medicine, Nanjing, China
DOI: 10.1371/journal.pone.0288908
Datum: Dec 5, 2023
Website: PLOS ONE
Uitgever: Public Library of Science

[s99] - https://pmc.ncbi.nlm.nih.gov/articles/PMC10697536/

Auteur: Tingting Yin, Ran Ye, Qiuqin Wang, Lulu Wang, Wenjing Xu, Wenjing Tu, Guihua Xu
Titel: Difficulties in eating out of home while diagnosed with inflammatory bowel disease: A qualitative interview study from China
door: Nanjing University of Chinese Medicine, Nanjing, China
DOI: 10.1371/journal.pone.0288908
Datum: 2023 Dec 5
Website: PubMed Central (PMC)
Uitgever: PLOS ONE

[s100] - https://pmc.ncbi.nlm.nih.gov/articles/PMC11641268/

Auteur: Irina Dijmărescu, Andreea Maria Iordache, Daniela Păcurar, Elena Roxana Matran, Alexandra Coroleucă, Cristina Adriana Becheanu
Titel: Quality of Life of Pediatric Patients with Chronic Intestinal, Liver, and Pancreatic Diseases During the COVID-19 Pandemic
DOI: 10.3390/healthcare12232405
Datum: 2024 Nov 29
Website: PubMed Central (PMC)
Uitgever: Healthcare

[s101] - https://pmc.ncbi.nlm.nih.gov/articles/PMC11054402/

Auteur:	Lorenzo Palamenghi, Dilara Usta, Salvo Leone, Guendalina Graffigna	**Titel:**	Food-Related Behavioral Patterns in Patients with Inflammatory Bowel Diseases: The Role of Food Involvement and Health Engagement
door:	EngageMinds HUB—Consumer, Food & Health Engagement Research Center, Faculty of Agriculture, Food and Environmental Sciences, Catholic University of Sacred Heart; National Association for Chronic Inflammatory Bowel Diseases (AMICI ETS)	**DOI:**	10.3390/nu16081185
Datum:	2024 Apr 16	**Website:**	PubMed Central (PMC)
Uitgever:	Nutrients		

Afbeeldingsbronnen

Niet-vermelde afbeeldingen zijn ofwel zelf gemaakt of werden verkregen met de juiste licentie. Alle rechten zijn voorbehouden voor deze afbeeldingen.

Voor alle andere hier vermelde afbeeldingen:
Geen van de afbeeldingen werd gewijzigd, alleen de resolutie werd aangepast. In de eBook-versie werden de afbeeldingen samengevoegd tot genummerde collages. Alle afbeeldingen blijven onderworpen aan hun oorspronkelijke licentie en worden gebruikt volgens hun respectieve licentievoorwaarden. Als u attributiefouten of andere discrepanties ontdekt, neem dan contact met ons op.

Datum van laatste beeldcontrole: 2025-02-19.

Gebruikte licentie

CC0	http://creativecommons.org/publicdomain/zero/1.0/deed.en

Afbeeldingscredits

[i1] - 001_001_001_image_huelsenfruechte.jpeg
https://upload.wikimedia.org/wikipedia/commons/e/e7/Various_legumes.jpg

Date:	2013-12-13	**door:**	FarnhamJ
Kunstenaar:	Keith Weller, Agricultural Research Service, USDA	**License:**	Public domain

[i2] - 001_001_001_image_joghurt.jpeg
https://upload.wikimedia.org/wikipedia/commons/f/fa/Yoghurt_and_spoon.jpg

Date:	2023-06-25	**door:**	Julikalucky
License:	CC0		

[i3] - 001_001_001_image_magen.jpeg
https://upload.wikimedia.org/wikipedia/commons/b/b6/Stomach_pain.jpg

Date:	2010-12-07	**door:**	Robystarm07
License:	CC0		

[i4] - 001_001_002_image_terminalen_ileum.jpeg
https://upload.wikimedia.org/wikipedia/commons/3/3d/Illu_small_intestine.jpg

Date:	2006-10-01	**door:**	Arcadian
License:	Public domain		

[i5] - 001_001_003_image_vitamin_d.jpeg
https://upload.wikimedia.org/wikipedia/commons/0/0a/Vitamin_D_SRM_%285941078390%29.jpg

Date:	2009-06-12	**door:**	Vanished Account Byeznhpyxeuztibuo
Kunstenaar:	National Institute of Standards and Technology	**License:**	Public domain

[i6] - 001_002_001_image_elektrolyt.jpeg
https://upload.wikimedia.org/wikipedia/commons/a/a3/Stomatocytes.jpg

Date:	2014-11-15	**door:**	Osasere05
Kunstenaar:	Prof. Osaro Erhabor	**License:**	CC0

[i7] - 001_002_003_image_kurzkettige_fettsaeuren.jpeg
https://upload.wikimedia.org/wikipedia/commons/e/ef/Acetic-acid-3D-balls.png

Date:	23 May 2007	**door:**	Time3000~commonswiki
Kunstenaar:	Benjah-bmm27	**License:**	Public domain

[i8] - 001_003_001_image_mediterrane_diaet.jpeg
https://upload.wikimedia.org/wikipedia/commons/8/8b/Michael_Taylor_and_colleagues_visit_the_farm_stand_owned_by_the_Spear_family_in_Waldoboro.jpg

Date:	2013-08-18	**door:**	Darlenefrivera
Kunstenaar:	The U.S. Food and Drug Administration	**License:**	Public domain

[i9] - 001_003_002_image_lipase.jpeg
https://upload.wikimedia.org/wikipedia/commons/b/b2/Lipase_PLRP2.png

Date:	2008-02-22	**door:**	Hehkuviini
Kunstenaar:	US gov	**License:**	Public domain

[i10] - 001_003_002_image_pankreas.jpeg
https://upload.wikimedia.org/wikipedia/commons/1/1f/Interductal_Vasculature_in_the_Human_Pancreas_%2847673153032%29.jpg

Date:	2019-04-18	**door:**	Meisam
Kunstenaar:	Berkshire Community College Bioscience Image Library	**License:**	CC0

[i11] - 001_003_002_image_protease.jpeg
https://upload.wikimedia.org/wikipedia/commons/d/d5/HIV-1-protease-complex-2PSU.png

Date:	2021-11-15	**door:**	RFZYNSPY
License:	CC0		

[i12] - 002_001_001_image_buchweizenmehl.jpeg
https://upload.wikimedia.org/wikipedia/commons/f/f0/Buckwheat_instant_noodles.jpg

Date:	2024-06-11	**door:**	Fumikas Sagisavas
License:	CC0		

[i13] - 002_001_001_image_haferflocken.jpeg
https://upload.wikimedia.org/wikipedia/commons/9/97/Rolled_oats.jpg

Date:	2006-06-11	**door:**	Serg!o
Kunstenaar:	en:user:Hankwang	**License:**	Public domain

[i14] - 002_001_001_image_mais.jpeg
https://upload.wikimedia.org/wikipedia/commons/f/fe/GEM_corn.jpg

Date:	Last	**door:**	Shizhao
Kunstenaar:	Keith Weller, USDA	**License:**	Public domain

[i15] - 002_001_001_image_quinoa.jpeg
https://upload.wikimedia.org/wikipedia/commons/a/af/Bolivian_quinoa_%281%29.jpg

Date:	2024-04-09	**door:**	Fumikas Sagisavas
License:	CC0		

[i16] - 002_001_001_image_reismilch.jpeg
https://upload.wikimedia.org/wikipedia/commons/a/af/Rice_milk.jpg

Date:	2018-01-29	**door:**	Phonet
Kunstenaar:	Daniele Pellati	**License:**	CC0

[i17] - 002_001_002_image_pilz.jpeg
https://upload.wikimedia.org/wikipedia/commons/2/26/Edible_fungi_in_basket_2012_G1.jpg

Date:	2012-05-26	**door:**	George Chernilevsky
License:	Public domain		

[i18] - 002_001_002_image_sojabohne.jpeg
https://upload.wikimedia.org/wikipedia/commons/8/82/Soybean.USDA.jpg

Date:	2004-11-20	**door:**	Jurema Oliveira
License:	Public domain		

[i19] - 002_001_003_image_blumenkohl.jpeg
https://upload.wikimedia.org/wikipedia/commons/b/ba/%D0%A6%D0%B2%D0%B5%D1%82%D0%BD%D0%B0%D1%8F_%D0%BA%D0%B0%D0%BF%D1%83%D1%81%D1%82%D0%B0_%D0%BD%D0%B0_%D1%8F%D1%80%D0%BC%D0%B0%D1%80%D0%BA%D0%B5_%D0%A1%D0%B0%D1%80%D0%B0%D1%82%D0%BE%D0%B2.jpg

Date:	2024-10-05	**door:**	ИринаЯ
License:	CC0		

[i20] - 002_001_003_image_karotten.jpeg
https://upload.wikimedia.org/wikipedia/commons/3/32/Carrots_of_many_colors.jpg

Date:	2000s	**door:**	Falcorian
Kunstenaar:	Stephen Ausmus	**License:**	Public domain

[i21] - 002_001_003_image_spargel.jpeg
https://upload.wikimedia.org/wikipedia/commons/e/e7/Steam-boiling_green_asparagus.jpg

Date:	2018-05-03	**door:**	W.carter
License:	CC0		

[i22] - 002_001_003_image_spinat.jpeg
https://upload.wikimedia.org/wikipedia/commons/2/25/Classic_spinach_salad.jpg

Date:	2024-04-16	**door:**	Valereee
License:	CC0		

[i23] - 002_001_003_image_zucchini.jpeg
https://upload.wikimedia.org/wikipedia/commons/5/51/Courgette_Cucurbita_pepo_2.jpg

Date:	Photography	**door:**	Meanos
License:	Public domain		

[i24] - 002_002_001_image_kefir.jpeg
https://upload.wikimedia.org/wikipedia/commons/2/25/Kefir-insieme.jpg

Date:	2007-09-09	**door:**	Bermas66~commonswiki
Kunstenaar:	Bermas66	**License:**	Public domain

[i25] - 002_002_001_image_tgfbeta.jpeg
https://upload.wikimedia.org/wikipedia/commons/1/1c/Computer_graphic_of_tgf-beta.jpg

Date:	1994-03	**door:**	Fæ
Kunstenaar:	Unknown photographer	**License:**	Public domain

[i26] - 002_003_001_image_kerntemperaturmessung.jpeg
https://upload.wikimedia.org/wikipedia/commons/d/d3/Pork_thermometer.jpg

Date:	2011-05-23	**door:**	Tortie tude
Kunstenaar:	USDA	**License:**	Public domain

[i27] - 002_003_001_image_omega3fettsaeuren.jpeg
https://upload.wikimedia.org/wikipedia/commons/f/fb/Sunsplash_omega3_leinsameno.jpg

Date:	2005-08-07	**door:**	VisualBeo
Kunstenaar:	Christian H.	**License:**	Public domain

[i28] - 002_003_002_image_vakuumieren.jpeg
https://upload.wikimedia.org/wikipedia/commons/b/be/Chicken_feet_packaged.jpg

Date:	2010-05-04	**door:**	Snek01
Kunstenaar:	User:Anna Frodesiak	**License:**	Public domain

[i29] - 002_003_003_image_puerieren.jpeg
https://upload.wikimedia.org/wikipedia/commons/6/65/Storebought_baby_food_-_fruit_and_vegetable_puree_in_glass_and_pouch.jpg

Date:	2024-03-11	**door:**	MAKY.OREL
License:	CC0		

[i30] - 002_003_003_image_ballaststoffe.jpeg
https://upload.wikimedia.org/wikipedia/commons/0/05/Kids_%E2%80%98n_Fiber_%286121371126%29.jpg

Date:	2011-09-06	**door:**	Bluerasberry
Kunstenaar:	The U.S. Food and Drug Administration	**License:**	Public domain

[i31] - 002_003_003_image_kichererbsencurry.jpeg
https://upload.wikimedia.org/wikipedia/commons/c/ce/Chickpea_curry_on_rotini%2C_with_corn%2C_hot_mixed_Indian_pickles%2C_peanuts%2C_curry_powder%2C_and_black_pepper_-_Massachusetts.jpg

Date:	27 June 2022	**door:**	Daderot
License:	CC0		

[i32] - 003_001_001_image_kompott.jpeg
https://upload.wikimedia.org/wikipedia/commons/7/73/Lemon_polenta_cake_with_coconut_topping_%26_blueberry_compote_-_GAIL%27s_2024-06-08.jpg

Date:	2024-06-08	**door:**	Onthewings
Kunstenaar:	Andy Li	**License:**	CC0

[i33] - 003_001_001_image_kuerbis.jpeg
https://upload.wikimedia.org/wikipedia/commons/a/ac/Pumpkin_Processed.jpg

Date:	2021-11-09	**door:**	Ser Amantio di Nicolao
Kunstenaar:	Alan Levine	**License:**	CC0

[i34] - 003_001_001_image_haferschleim.jpeg
https://upload.wikimedia.org/wikipedia/commons/b/b6/Fruit_and_Honey_French_Oatmeal_2.jpg

Date:	2023-11-28	**door:**	SteinsplitterBot
Kunstenaar:	Bajinra	**License:**	CC0

[i35] - 003_001_003_image_ernaehrungstagebuch.jpeg
https://upload.wikimedia.org/wikipedia/commons/d/df/Diary_of_Benjamin_Bennett_Briggs%2C_1849_%2822863%29.jpg

Date:	1849	**door:**	Fæ
Kunstenaar:	Briggs, Benjamin, fl. 1873-1879	**License:**	Public domain

[i36] - 003_001_003_image_gemuese.jpeg
https://upload.wikimedia.org/wikipedia/commons/9/97/Child_working_selling_vegetables_in_downtown_Maracaibo.jpg

Date:	2013-03-16	**door:**	Wilfredor
License:	CC0		

[i37] - 003_001_003_image_vollkornbrot.jpeg
https://upload.wikimedia.org/wikipedia/commons/6/6d/Freshippo_whole_wheat_soft_bread.jpg

Date:	2024-07-01	**door:**	Fumikas Sagisavas
License:	CC0		

[i38] - 003_001_003_image_weissbrot.jpeg
https://upload.wikimedia.org/wikipedia/commons/9/90/White_sandwich_bread.jpg

Date:	2020-12-29	**door:**	Wiki Farazi
License:	Public domain		

[i39] - 003_001_003_image_mischbrot.jpeg
https://upload.wikimedia.org/wikipedia/commons/9/9f/Tunafish_mixed_with_a_little_yogurt_on_German_three_grain_bread%2C_plus_mustard%2C_black_pepper%2C_and_capers_-_Massachusetts.jpg

Date:	Taken	**door:**	Daderot
License:	CC0		

[i40] - 003_002_002_image_bauchschmerzen.jpeg
https://upload.wikimedia.org/wikipedia/commons/b/b5/Abdominal_pain.jpg

Date:	2010-12-07	**door:**	Robystarm07
License:	CC0		

[i41] - 003_003_001_image_transfette.jpeg
https://upload.wikimedia.org/wikipedia/commons/d/d4/Avoiding_Trans_Fat.png

Date:	2015-06-11	**door:**	Reginarolague
Kunstenaar:	The U.S. Food and Drug Administration	**License:**	Public domain

[i42] - 003_003_003_image_zwischenmahlzeit.jpeg
https://upload.wikimedia.org/wikipedia/commons/a/a1/Snack-Les-Super-Minis.png

Date:	2025-01-12	**door:**	DrewKllr
License:	CC0		

[i43] - 003_003_003_image_darmmotilitaet.jpeg
https://upload.wikimedia.org/wikipedia/commons/c/ce/Giardia_muris_trophozoite_SEM_11643.jpg

Date:	2000	**door:**	Raeky
Kunstenaar:	CDC/ Dr. Stan Erlandsen	**License:**	Public domain

[i44] - 004_001_001_image_vitamin_b12.jpeg
https://upload.wikimedia.org/wikipedia/commons/2/2e/Vitamin_B12_capsule.jpg

Date:	2019-07-10	**door:**	Épine
License:	CC0		

[i45] - 004_001_002_image_magnesium.jpeg
https://upload.wikimedia.org/wikipedia/commons/d/dd/Magnesium.jpg

Date:	2007-05-23	**door:**	Renamed user EUgxCtTxPS
Kunstenaar:	Maral10	**License:**	Public domain

[i46] - 004_001_002_image_zink.jpeg
https://upload.wikimedia.org/wikipedia/commons/2/27/Zinc-sample.jpg

Date:	2007-05-16	**door:**	Materialscientist
Kunstenaar:	Ben Mills	**License:**	Public domain

[i47] - 004_001_003_image_darmschleimhaut.jpeg
https://upload.wikimedia.org/wikipedia/commons/f/fe/Histopathology_of_intestinal_spirochetosis.jpg

Date:	2022-09-01	**door:**	Mikael Häggström
License:	CC0		

[i48] - 004_001_003_image_selen.jpeg
https://upload.wikimedia.org/wikipedia/commons/e/e0/Selen_1.jpg

Date:	2006-03	**door:**	Lambdadra
Kunstenaar:	de:User:Tomihahndorf	**License:**	Public domain

[i49] - 004_002_001_image_intestinale_mikrobiota.jpeg
https://upload.wikimedia.org/wikipedia/commons/6/6c/Bacteroides_biacutis_01.jpg

Date:	2007-03-29	**door:**	Angusmclellan
Kunstenaar:	US gov	**License:**	Public domain

[i50] - 004_002_001_image_zytokine.jpeg
https://upload.wikimedia.org/wikipedia/commons/d/d5/IL13_Solution_Structure.rsh.png

Date:	2006-10-12	**door:**	Sedmic
Kunstenaar:	Ramin Herati	**License:**	Public domain

[i51] - 004_002_003_image_eiseniisulfat.jpeg
https://upload.wikimedia.org/wikipedia/commons/a/ab/Iron%28II%29-sulfate-heptahydrate-sample.jpg

Date:	16 May 2007	**door:**	Benjah-bmm27
License:	Public domain		

[i52] - 004_003_001_image_uebelkeit.jpeg
https://upload.wikimedia.org/wikipedia/commons/7/71/Nausea_figure.jpg

Date:	2016-09-29	**door:**	Ecno1026
Kunstenaar:	Wolfgang Claussen	**License:**	CC0

[i53] - 004_003_002_image_milchprodukte.jpeg
https://upload.wikimedia.org/wikipedia/commons/0/00/%D0%A0%D1%96%D0%B7%D0%BD%D1%96_%D0%B2%D0%B8%D0%B4%D0%B8_%D0%BC%D0%BE%D0%BB%D0%BE%D1%87%D0%BD%D0%B8%D1%85_%D0%BF%D1%80%D0%BE%D0%B4%D1%83%D0%BA%D1%82%D1%96%D0%B2_%D1%83%D0%BA%D1%80%D0%B0%D1%97%D0%BD%D1%81%D1%8C%D0%BA%D0%BE%D0%B3%D0%BE_%D0%B2%D0%B8%D1%80%D0%BE%D0%B1%D0%BD%D0%B8%D1%86%D1%82%D0%B2%D0%B0.jpg

Date:	2016	**door:**	Kittycataclysm
Kunstenaar:	Віктор Ходєєв	**License:**	Public domain

[i54] - 004_003_002_image_muedigkeit.jpeg
https://upload.wikimedia.org/wikipedia/commons/e/e3/Fatigue2.jpg

Date:	13 October 2012	**door:**	Fel23
Kunstenaar:	geralt	**License:**	CC0

[i55] - 004_003_003_image_ernaehrungsprotokoll.jpeg
https://upload.wikimedia.org/wikipedia/commons/6/68/Diary_of_Benjamin_Bennett_Briggs%2C_1849_%2822868%29.jpg

Date:	1849	**door:**	Fæ
Kunstenaar:	Briggs, Benjamin, fl. 1873-1879	**License:**	Public domain

[i56] - 005_001_002_image_mineralstoffe.jpeg
https://upload.wikimedia.org/wikipedia/commons/7/72/Minerals.jpg

Date:	2006-03-11	**door:**	Gap
Kunstenaar:	United States Geological Survey	**License:**	Public domain

[i57] - 005_001_002_image_obst.jpeg
https://upload.wikimedia.org/wikipedia/commons/e/e0/Citrus_fruits.jpg

Date:	2005-01-15	**door:**	MarkSweep
Kunstenaar:	Scott Bauer, USDA	**License:**	Public domain

[i58] - 005_001_003_image_mahlzeit.jpeg
https://upload.wikimedia.org/wikipedia/commons/f/f1/Food-healthy-meal-morning_%2824325073315%29.jpg

Date:	2014-07-01	**door:**	Vanished Account Byeznhpyxeuztibuo
Kunstenaar:	www.Pixel.la Free Stock Photos	**License:**	CC0

[i59] - 005_002_001_image_auto.jpeg
https://upload.wikimedia.org/wikipedia/commons/c/c0/A_Brouhot_car_in_Paris%2C_1910.jpg

Date:	1910	**door:**	Infrogmation
Kunstenaar:	Alexandre Louis	**License:**	Public domain

[i60] - 005_002_002_image_kuehlschrank.jpeg
https://upload.wikimedia.org/wikipedia/commons/9/92/Hallstrom_refrigerator_advertisement_%28The_Australasian%2C_12_Oct_1935%2C_page_55%29.jpg

Date:	1935-10-12	**door:**	TrimmerinWiki
Kunstenaar:	Unknown illustrator and typesetter. Published in The Australasian (Melbourne) 12 October 1935, Page 55	**License:**	Public domain

[i61] - 005_002_003_image_nuesse.jpeg
https://upload.wikimedia.org/wikipedia/commons/a/ae/Pecans%2C_hazelnuts%2C_walnuts%2C_almonds%2C_Brazil_nuts_on_a_table_with_logs_2.jpg

Date:	2016-12-22	**door:**	Baileynorwood
License:	CC0		